やせぐせがつく
糖質オフの
作りおき

著　江部康二
料理　高階多美

宝島社

糖質量を減らすと
みるみる〝やせぐせ〟がつく！

自他ともに認める健康ライフだったはずが……

体に脂肪をためこむ一番の要因、それは、糖質のとりすぎです。もちろん、運動不足もカロリーオーバーも無関係とは言えませんし、肥満のもとであることは間違いありません。しかし、よほど度が過ぎたものでなければ、体脂肪の増減にはそこまで影響しません。

太るとは、なによりも体が自分のなかの脂肪を使わず、外からの飲食による糖質をエネルギーとして使うように慣らされてしまっていることがおもな原因です。人間は本来、体内にためた脂肪を使う生き物だったのですが、農耕が始まり穀物を食べるようになり、過剰に炭水化物をとるようになってから、糖質優先で消費するように変わってしまったのです。

そしてそのような間違った体になってしまった原因は、糖質によって血糖値が乱高下し、インスリンを過剰に分泌する食生活です。

私は52歳で糖尿病を発症しました。両親がともに糖尿病だったことから、玄米菜食に加えてスポーツも欠かさない、人一倍気を使った生活を送っていたにもかかわらず見事に発病してしまいました。しかし、予兆はありました。そんな生活を送りながらも、体重は増え続けていたからです。学生時代は56kg、40歳を境に少しずつ増えはじめ、50代に入ると66kgにまでなっていました。

ヘルシーな食事、運動を続けて糖尿病？　なぜ？　ショックを受けた私は個人用の血糖値測定器を片手に、食卓と体重計を往復し、何を食べたら血糖値は上がるのか、何を食べると太るのかを食べては測り、食べては測り、を繰り返して答えを導きだしました。並行して1999年から当時高雄病院で院長をしていた兄が始めた新糖尿病食である糖質オフの食生活も試み、2001年からは糖尿病患者さんに試し始めてみました。

平均BMI 31の322人が
3種類のダイエットをしたら…？

低脂肪食（カロリー制限）	→ −2.9kg
地中海食（カロリー制限）	2年後の結果 → −4.4kg
低炭水化物食（カロリー無制限）	**→ −4.7kg**

＊40〜65歳でBMI 27以上の男女322人を対象に、イスラエルで2年に渡って調査した結果。

カロリーは気にせず、低炭水化物、つまり糖質オフのダイエットでもっとも高い効果があがった。

その結果、血糖値を上げるのは糖質を含む食品だけであり、太るのは血糖値が乱高下したときだけだと確信したのです。

　私の食生活でとくに間違っていたのは、玄米ごはんをおかわりすること、そしてテニスのあとのビールと日本酒（＝ともに高糖質の醸造酒）でした。これが太り続けていた原因だったのです。

　その後、糖質オフの食事を徹底したら、半年で10kg減量に成功。自分でも驚くスピードと成果でした。同時に、高雄病院の糖尿病患者さんも病院食で目覚ましい効果をあげ始めてもいました。

　これらのことから、私はこれからの新しい常識として、「糖質オフこそが、やせるための最適な道」と確信、提唱していくことに決めたのです。スピーディーに確実にやせる方法、それは1食20g以下の糖質摂取、これに尽きるのです。

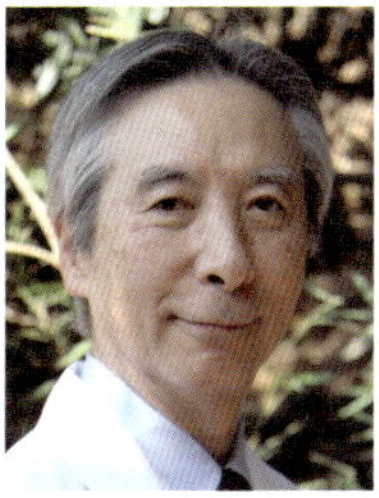

高雄病院 理事長・医師
江部康二

もくじ

第1章

糖質オフでやせる基礎知識

糖質オフでやせるのは、体が糖質ではなく
脂肪を消費するようになるから。
そのしくみと、おすすめ食材をご紹介します。

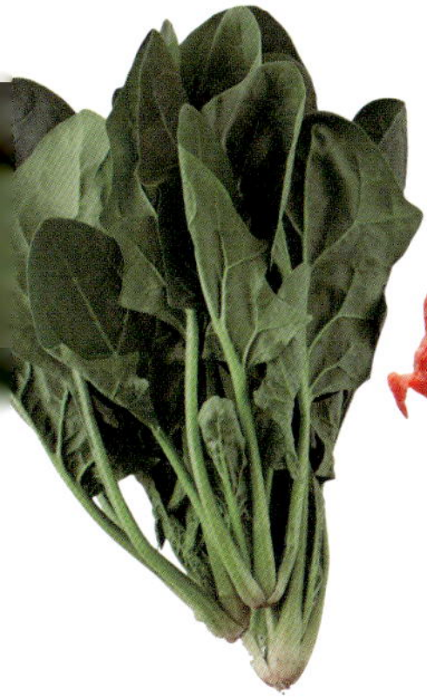

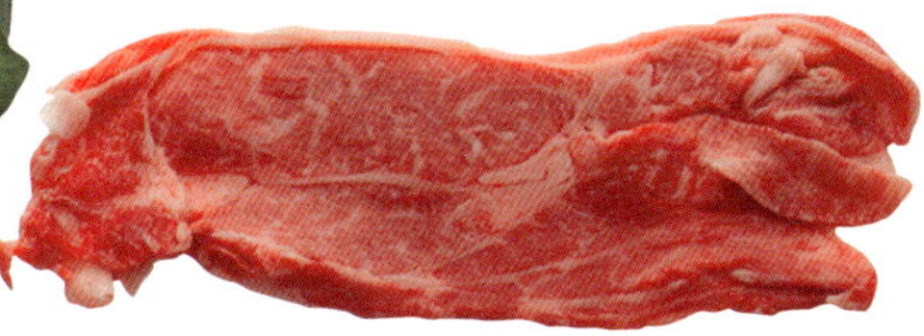

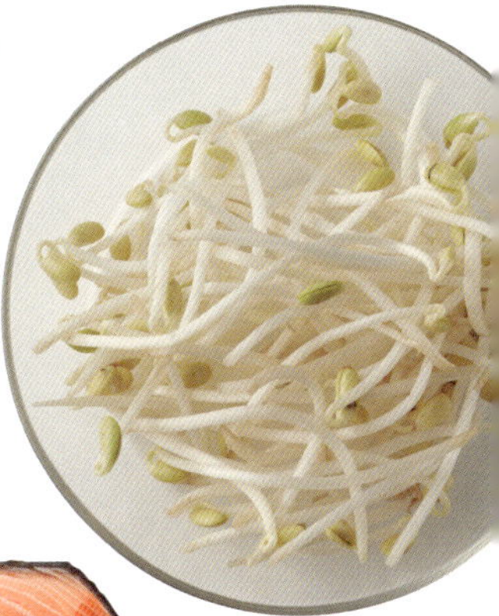

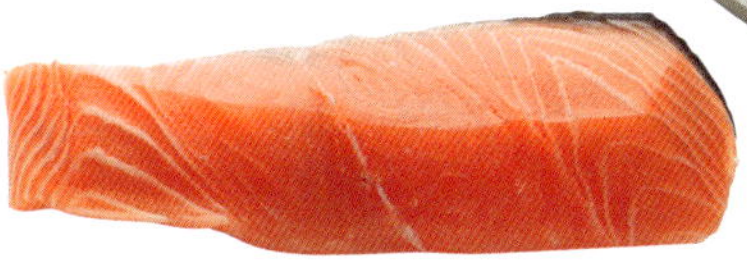

やせぐせをつける
糖質オフのルールはただ1つ

1食あたりの糖質を20g以下にする

糖質オフで脂肪を減らすためのルールは、シンプルです。1食あたりの糖質を20g以下にすること、これに尽きます。食事回数は1日2食でも3食でもかまいませんが、1食につき糖質を20g以下にすることは同じです。どうしてもおなかがすいたら、おやつも食べて大丈夫です。この場合は糖質5g以下を目安にしましょう。

なお、寝る前に食べたくなっても、糖質制限食ならOK。ゆで卵などがおすすめです。

「糖質を減らすとやせる理由」

「本来、人間の体は、糖質からエネルギーを得るのではなく、脂肪から得るようにできていた」とすでにお話ししましたが、糖質オフダイエットは糖質を制限することで、体を、もとの脂肪を使うシステムに変えようというものです。

ごはんとみそ汁、納豆で糖質は60g！

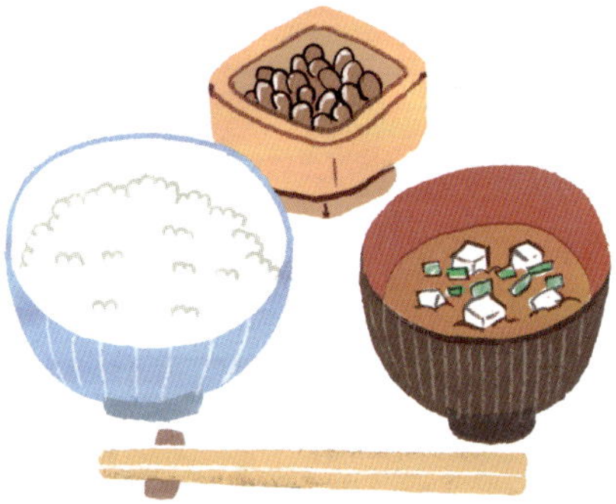

いわゆるヘルシーな和食でも、糖質制限という意味ではNG。あっという間に規定の3倍の糖質量になってしまいます。

そもそも、脂肪を作るのはインスリンです。とった糖質は肝臓と筋肉に蓄えられ、エネルギーとして使われずに余ってしまうと、インスリンによって脂肪に変えられて蓄積される。つまり、インスリンをほとんど出さないようにすれば、食事で多少多めにエネルギーをとったとしても、体脂肪は燃やされます。そして、そのインスリンを大量に分泌させるのは、糖質だけ。糖質をとらなければ、インスリンも分泌されないのです。

糖質を1食20g以下にしてインスリンを大放出させず、脂肪を作らせない。そして、糖質制限することで、エネルギー源として自分の脂肪を使うようにさせる。糖質オフは、この2つの作用が期待できるのです。この切り替えが起こると、体はため込んだ脂肪をどんどん優先して使うようになって「やせぐせ」のついた体になるのです。

「1食あたりの糖質を20g以下にすると肥満ホルモンの分泌量も減る」

糖質を含むものを食べると、糖質は、体内でブドウ糖に変わります。血液中にあるブドウ糖の量（＝血糖値）は、糖質を食べた直後に急上昇します。すると、これを筋肉に取り込み血液中の値を下げるために、膵臓《すいぞう》からインスリンが分泌されます。

インスリンはブドウ糖をエネルギー源として使うよう、筋肉にブドウ糖を送り込み、肝臓にもブドウ糖をためておきます。そして、それでも余ったブドウ糖は脂肪になるのです。インスリンはこの余分なブドウ糖を脂肪に変えるホルモン。なので、別名「肥満ホルモン」などと呼ばれるのです。インスリンが大量放出されるのは、糖質をとったときに限られます。

本書では、1食20g以下の糖質、という基準を定めています。これは、「肥満ホルモン」であるインスリンの分泌を抑えるための目安です。30～40g以上の糖質を摂取すると、誰でも食後血糖値が急上昇しますが、このとき食後高血糖を防ぐために、インスリンが大量に放出されます。耐糖能が正常の人でも50g～60gの糖質を摂取すれば、さらに大量のインスリンが分泌されるので、今度は急激に血糖値が下がります。血糖値の下がり幅が大きいと、ボーッとしたり眠たくなったり、イライラしたりします。そのために血糖値の乱高下をさせないことが必要なのです。

左ページのグラフは2型糖尿病の患者さんが従

2型糖尿病患者の血糖値変動

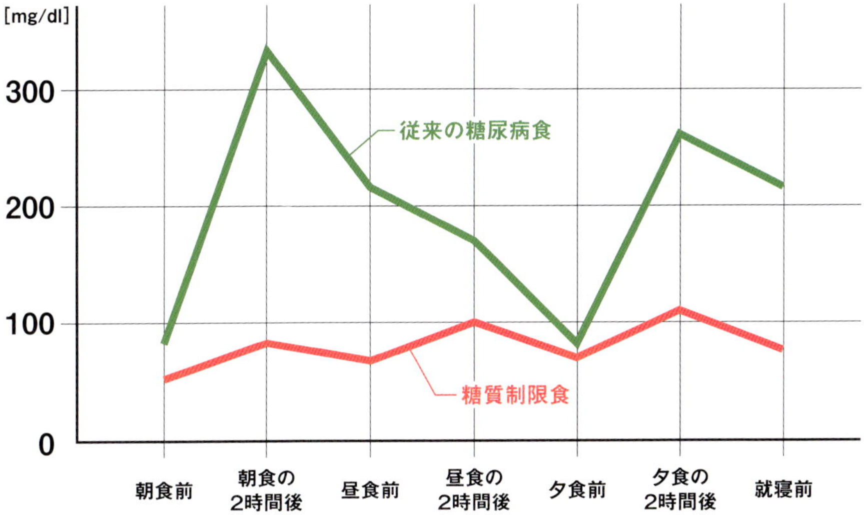

来の糖尿病食と高雄病院の糖質制限食を摂取したときの、血糖値の日中変動を比較したものです。従来の糖尿病食とは、ごはん、肉、野菜などを、まんべんなく摂取するバランス食ですが、血糖値は乱高下しています。比べて糖質オフ食は、最高でも血糖値は１００程度。違いは明らかです。

３食すべて糖質20g以下が理想ですが、無理ならば生活に応じて変えます。昼はどうしても外食になるなら解禁を。朝と夜、糖質オフして血糖値の乱高下が防げれば無意味ではありません。できるところから始めましょう。どうしても成果が出ないなら少しだけ厳しくしてみてください。

高血糖状態は様々な害をもたらします。体内のタンパク質が血中ブドウ糖と結びつき生成される、「ＡＧＥＳ」もその１つ。老化を促進する物質で、これが多い体を「糖化」しているといいます。老化と糖化はほぼイコール。ただ、老化は必然ですが、糖化は防げます。この意味でも、糖質はできるだけとらないようにするべきなのです。

「作りおきするからラクに続く！みるみるやせぐせがつくんです!!」

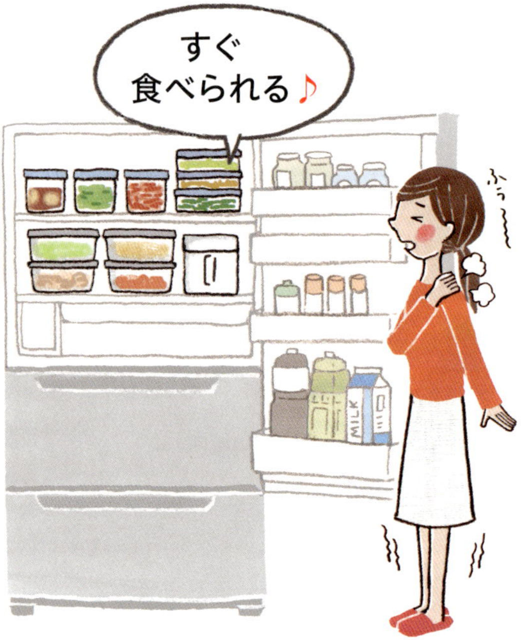

糖を使う体から、脂肪を使う体へスイッチ！

糖質オフの食事を3週間ほど続けていると、代謝のスイッチが切り替わり、体は糖質ではなく脂肪をエネルギー源として使うようになります。これが「やせぐせ」のついた体。やせぐせがつくまでの間、しっかり糖質をセーブし続けるのが最大のポイントです。

いつでも冷蔵庫に数種類の糖質オフおかずが入っていれば、疲れて料理を作る気力がないときでも、糖質たっぷりのできあいのものを買って食べてしまうことがなくなります。作りおきを味方につけて、やせぐせを手に入れてください。

糖質オフでなかなか結果が出ない？

必要以上に食べたら やせません

1食あたり糖質20g以下、カロリー計算不要というのが糖質オフダイエットのルールですが、大食漢の方は例外です。「肉は1回400g」「ヨーグルトの500gパックを一度で」など、消費を大幅に上回るカロリーを摂取すれば、当然太ります。

このダイエットでは、必要エネルギーは糖質以外の脂質、タンパク質からとります。体力を維持するため、厚生労働省による推定エネルギーの必要量くらいは食べてほしいのですが、食べ過ぎればやはり太ります。そもそも誰もが、年齢を重ねると基礎代謝は減ります。以前と同じように食べていたら、間違いなく太る。これは糖質オフにかぎらず、あらゆるダイエットの大原則です。

推定エネルギーの必要量（kcal/日）

性　別	男　性			女　性		
身体活動レベル	Ⅰ	Ⅱ	Ⅲ	Ⅰ	Ⅱ	Ⅲ
18～29歳	2,300	2,650	3,050	1,650	1,950	2,200
30～49歳	2,300	2,650	3,050	1,750	2,000	2,300
50～69歳	2,100	2,450	2,800	1,650	1,900	2,200
70歳以上	1,850	2,200	2,500	1,500	1,750	2,000

厚生労働省による性別、年齢別、身体活動レベル別によるカロリーの必要量。身体活動レベルは、低い、ふつう、高いの3つのレベルとして、Ⅰ、Ⅱ、Ⅲで示されている。このカロリーを目安として、食生活を組み立てよう。

カロリーは目安程度でOK 今日からは〝糖質量〟に注目しよう

糖質が多い食べ方 → 太る

糖質が少ない食べ方 → やせる

食品成分表から糖質量を知るには?

炭水化物(g) − 食物繊維(g) ＝ 糖質量(g)

糖質オフダイエットでは基本的に厳密なカロリー計算は不要です。タンパク質と脂質（肉と魚、卵、オリーブ油やえごま油などの良質の油）、あとは野菜、きのこ、海藻類をバランスよく、満足するまで食べてください。ただし、度を超した大食いはNGです。

　糖質オフダイエットは「つらくない」のが特徴。高タンパク高脂質の糖質オフメニューは、ある程度食べると胃が満たされ、自然と適量でやめられるようになります。血糖値の乱高下がないので空腹感も減ります。

　とにかく1食あたりの糖質の合計が20g以下、無理な場合でも、今の食事の糖質量を知っておくことを守ってください。ちなみに、炭水化物と糖質量はイコールではありません。炭水化物から食物繊維を差し引いたものが糖質量。本書では1食3〜4品食べることを前提に低糖質メニューを紹介します。巻末食材リストと合わせて糖質量コントロールに役立てて下さい。

糖質オフの危険食材

糖質＝ごはんと砂糖、ではありません。いろいろな食品に案外多く含まれているのです。
糖質ゼロのつもりだったのに……とならないよう、基本食材の糖質量はぜひ覚えて。

炭水化物

炭水化物は糖質の塊。普通に食べると軽く20gを超えてしまいます。

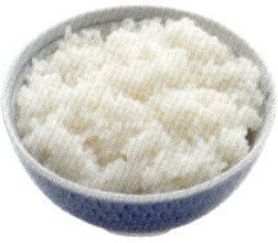

ごはん（150g）
糖質55.2g

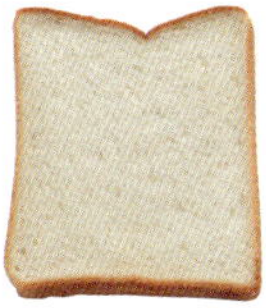

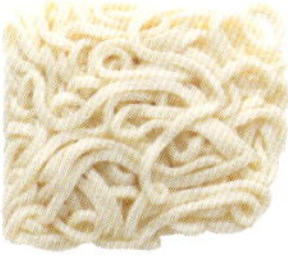

うどん（300g）
糖質62.4g

食パン（60g・6枚切り1枚）
糖質26.6g

甘味料

砂糖類は残念ながらすべてNG。はちみつもヘルシーではありますが糖質です。

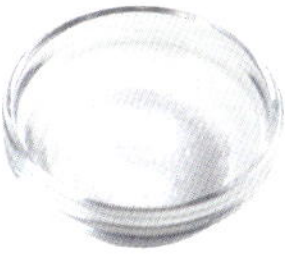

砂糖
（10g・大さじ1）
糖質9.9g

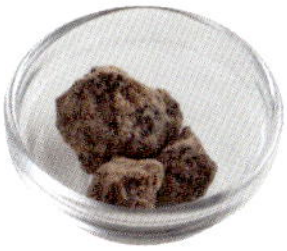

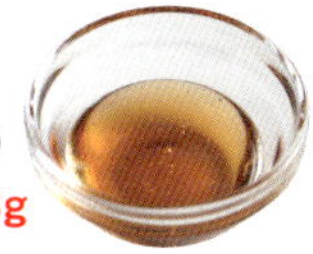

はちみつ
（23g・大さじ1）
糖質18.3g

黒砂糖
（20g）
糖質17.9g

野菜

根菜や甘い野菜は比較的高い傾向あり。

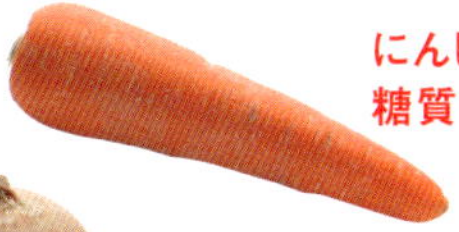

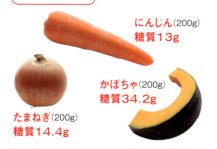

にんじん（200g）
糖質13g

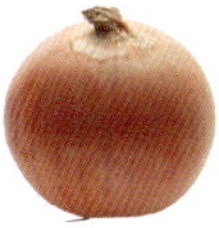

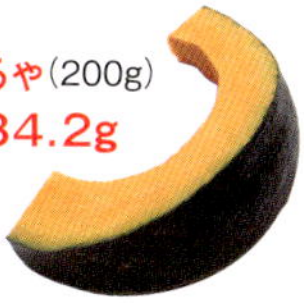

かぼちゃ（200g）
糖質34.2g

たまねぎ（200g）
糖質14.4g

いも

じゃがいも、さつまいも、さといもなど、いも類も炭水化物に迫る高糖質食材。

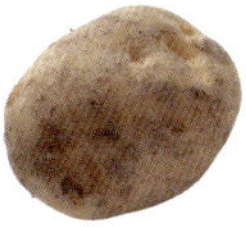

じゃがいも（100g）
糖質16.3g

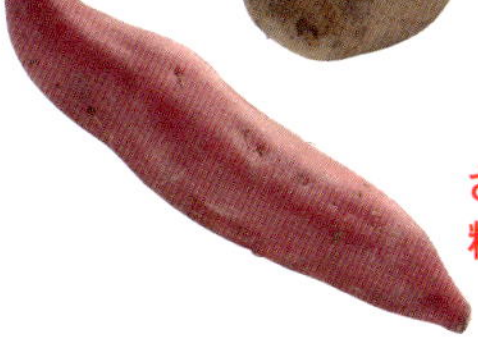

さつまいも（300g）
糖質90.9g

加工食品

たいていの加工食品には、砂糖が使われているので、糖質量が増えがちです。

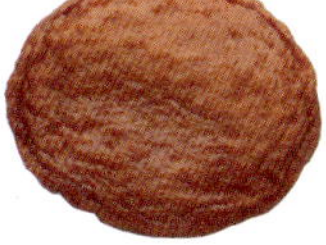

さつま揚げ（75g・1枚）
糖質11.2g

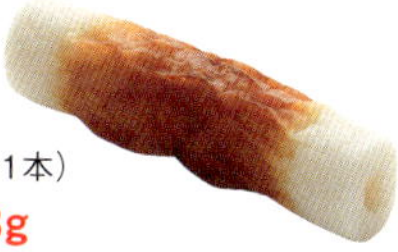

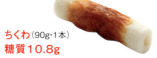

ちくわ（90g・1本）
糖質10.8g

くだもの

くだものは総じて糖質高め。含まれる果糖は中性脂肪になりやすい特徴も。

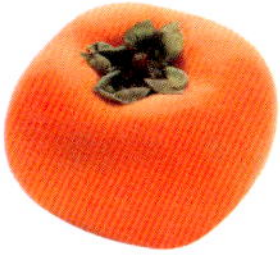

柿（100g・1/2個）
糖質14.3g

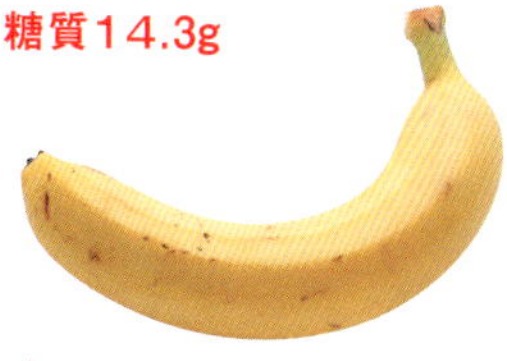

バナナ（160g・1本）糖質21.4g

やせぐせがつく糖質オフの作りおきは 好きなものが食べられる！

糖質オフの作りおきなら
ガマンいらずでやせぐせがつく！

肉も魚もマヨネーズもチーズも
ぜんぶOK!!

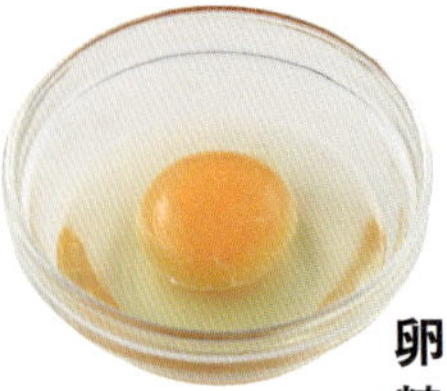

卵（50g・1個）
糖質0.15g

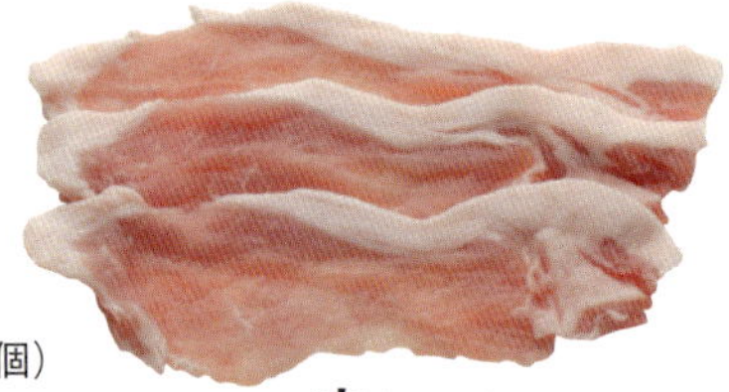

肉（100g）
糖質0〜0.6g程度

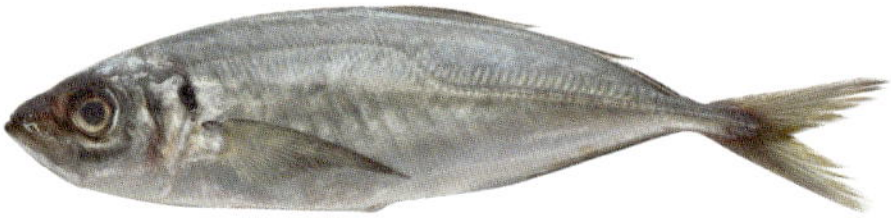

魚（100g）
糖質0.1〜0.5g程度

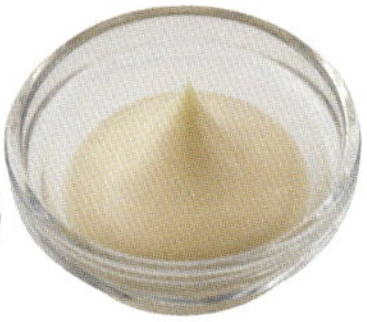

マヨネーズ
（卵黄型100g）
糖質1.7g

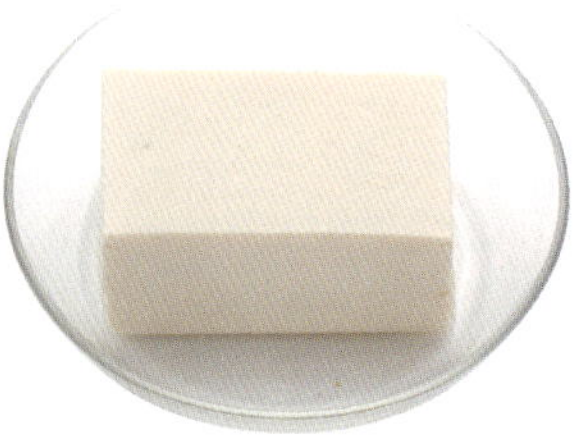

木綿豆腐（100g）**糖質1.2g**

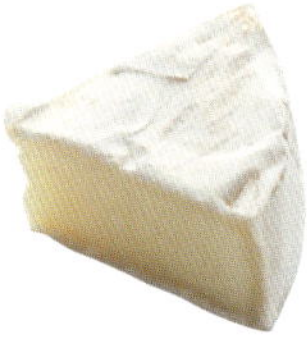

チーズ（100g）**糖質1〜2g程度**

糖質オフダイエットは、糖質をカットし、かわりにその他の栄養素（たんぱく質、脂質、ビタミン類等）をたくさんとりましょうという考え。だから、基本、糖質量が高い食品でなければ何を食べてもいいのです。この基準で考えると、従来はダイエットの敵とされていた食材も大歓迎。

マヨネーズ、チーズ、バラ肉や青魚などを含むほぼすべての肉や魚、みなＯＫ。なにしろ、良質の油をたくさんとろう、と

ガマンしないでやせていく理由

- 肉をたくさん食べられる
- おなかいっぱい食べられる
- マヨラーをやめなくてOK
- チーズとろ～りメニューもおすすめ
- 揚げものはひと工夫で問題解決！
- おやつも食べられる
- お酒も飲める
- 夜、遅くに食べてもノープロブレム！

うたっているのです。揚げ物は衣にパン粉や小麦粉を使わなければＯＫ。おやつは、チーズやナッツ、食べる小魚、もしくは最近コンビニなどで出回っている糖質オフスイーツを活用してもよいでしょう。目安は１食あたり糖質５ｇです。

お酒は蒸留酒、少量の辛口のワインなら大丈夫。

さらにうれしいのは、「寝る前に食べてもいい」という驚きのルール！　寝る前の食事が太るもとだというのも、糖質をとるからです。糖質制限食なら脂肪は蓄積されません。「おなかがすいて眠れない」という定番の悩みともおさらばです。

糖質をほとんど含まない「肉」「魚」「卵」をじゃんじゃん食べよう

肉の糖質はとても低い

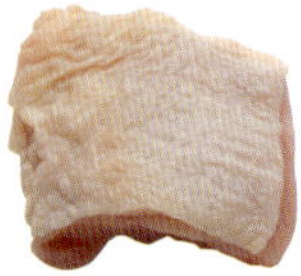

鶏もも肉 糖質0g

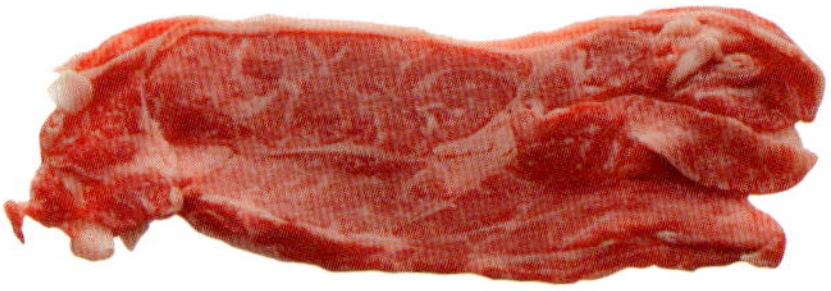

牛肩ロース肉 糖質0.2g

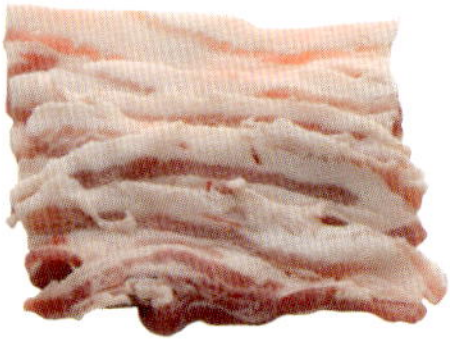

豚バラ肉 糖質0.1g

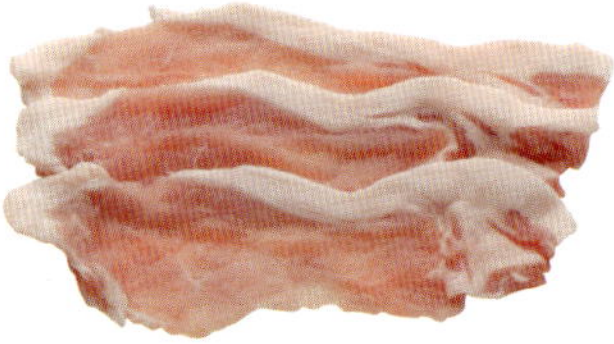

豚ロース肉 糖質0.1g

[少量ならOK]

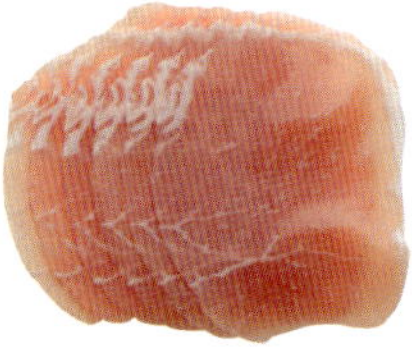

生ハム
糖質
0.5g

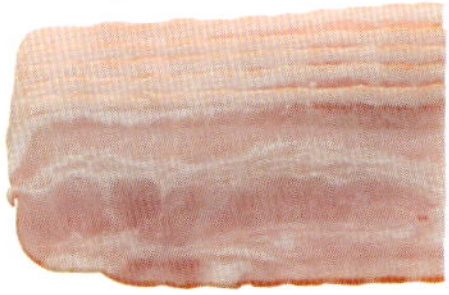

ベーコン
糖質
0.3g

鶏レバーはOK、牛レバーは注意！

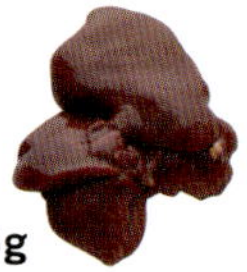

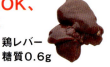

鶏レバー
糖質0.6g

肉類のなかで少し注意しなければいけないのが、レバー。鶏レバーはOKですが、牛レバーは100gあたり3.7g、豚レバーは2.5gと、糖質がやや高めです。

　肉、魚、卵はどれもほとんど糖質ゼロ、もしくは糖質が低いです。豚バラでも青魚でも100gあたり0・1gとほとんど含まれていません。食事のメインとして、どんどん食べましょう。なかでも卵はタンパク質のほかビタミン&ミネラル類も豊富なおすすめ食材。

　製造過程で砂糖を使うことの多い加工品は、総じて糖質が高めです。貝類もやや糖質高めなので、食べるときは気をつけましょう。

魚介の糖質はこんなに低い！

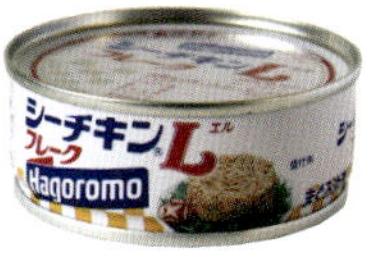

ツナ
（オイル漬け）
糖質0.1g

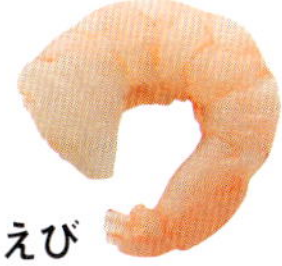

えび
糖質0.1g

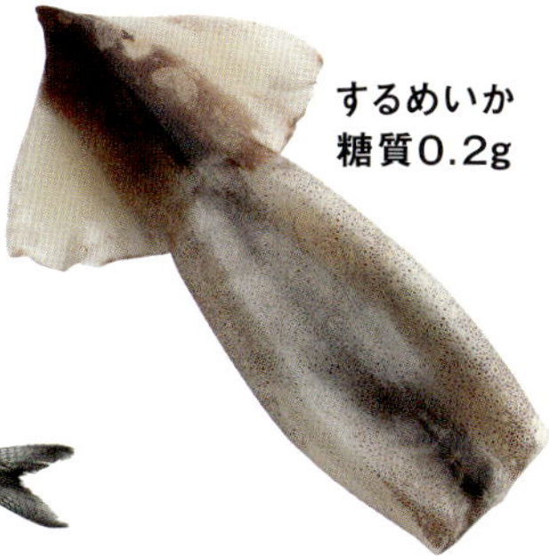

するめいか
糖質0.2g

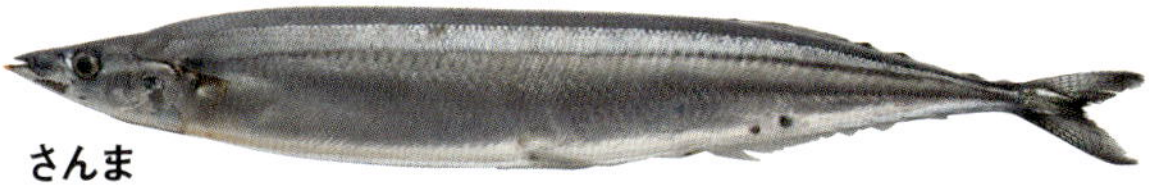

さんま
糖質0.1g

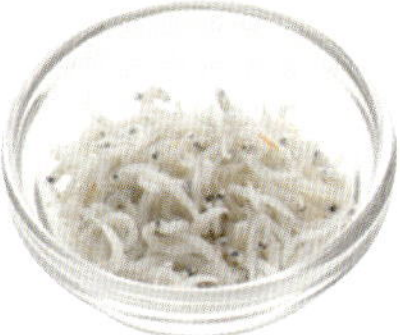

しらす干し
糖質0.2g

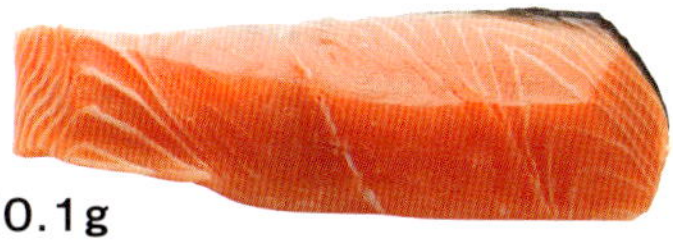

さけ
糖質0.1g

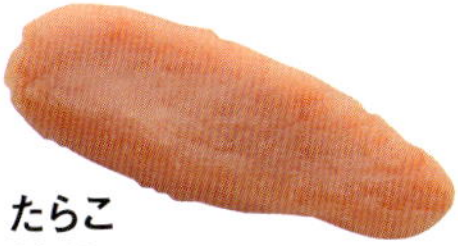

たらこ
糖質0.4g

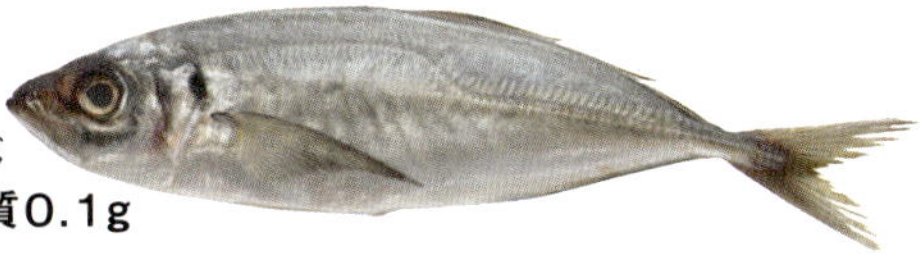

あじ
糖質0.1g

卵は卵黄がより低い！

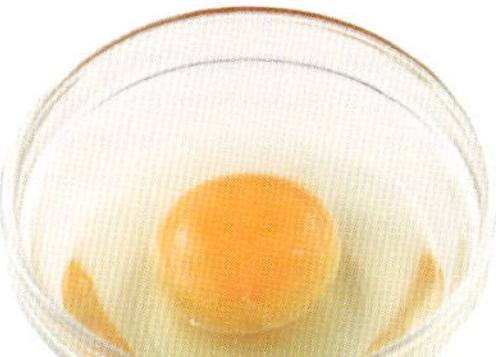

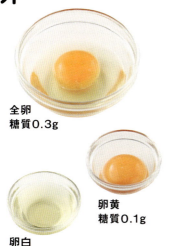

全卵
糖質0.3g

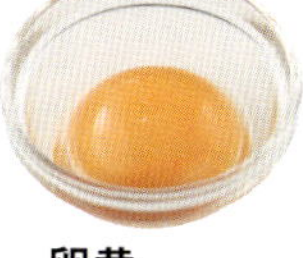

卵黄
糖質0.1g

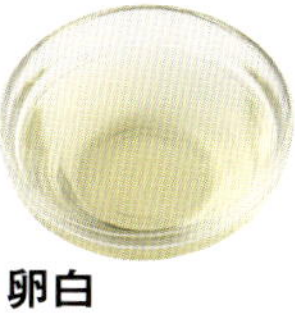

卵白
糖質0.2g

貝類は糖質やや高め、加工品も要注意

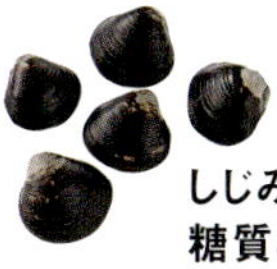

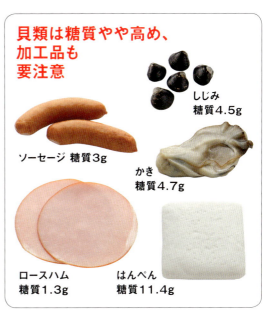

しじみ
糖質4.5g

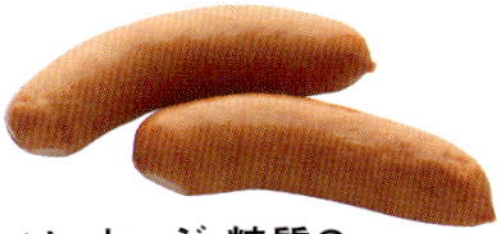

ソーセージ 糖質3g

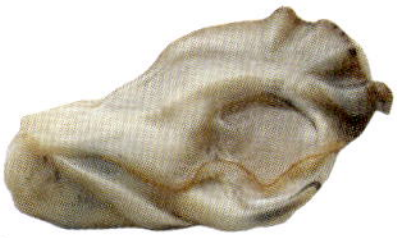

かき
糖質4.7g

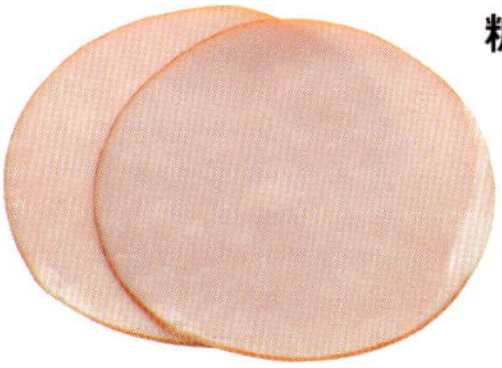

ロースハム
糖質1.3g

はんぺん
糖質11.4g

このページの糖質量は食材100gあたりの量を示しています。

● 実践ガイド

スーパーで迷わない！ 低糖質の食材ベスト10

100g中に含まれる糖質が1g以下の、絶対安心低糖質食材を覚えておきましょう。どれだけ食べてもいい、という救世主的存在がこちら。気をつけたいのは、同じきのこ類でも、マッシュルームは0・1gなのに、えのきは3・7gなど、種類によってかなり数値が変わること。ここはぜひ、丸覚えを。

この本でも
ヘビロテしてます！

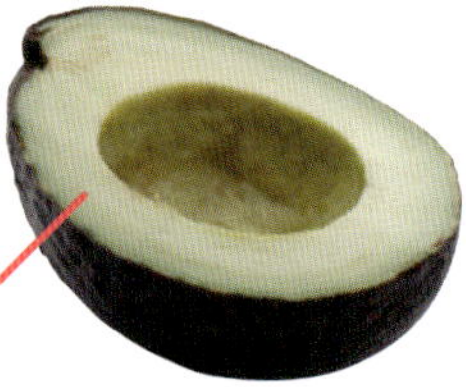

アボカド
糖質0.9g

「森のバター」と呼ばれるほど脂質の高いアボカドも、糖質はこんなに低い！

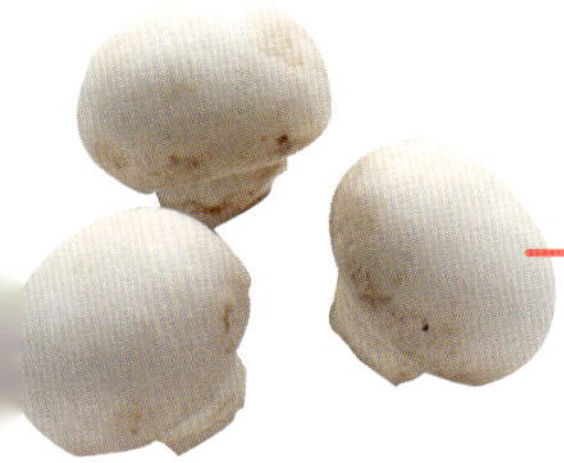

マッシュルーム
糖質0.1g

きのこの中でダントツに低糖質なのがマッシュルーム。うまみが濃いのもありがたい。

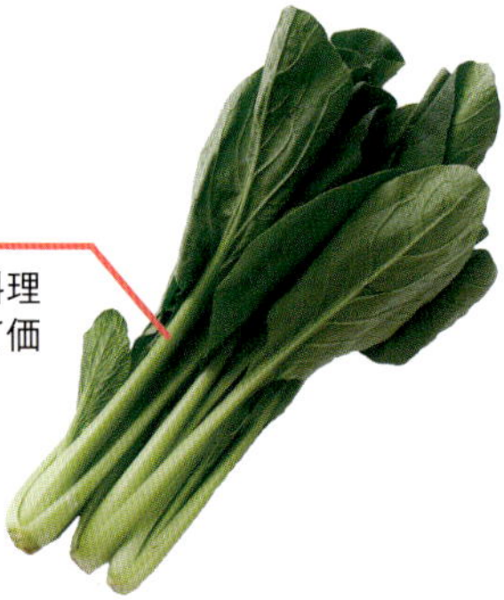

小松菜
糖質0.5g

糖質の低い葉物野菜。料理しやすく、年中手に入って価格も安くて◎。

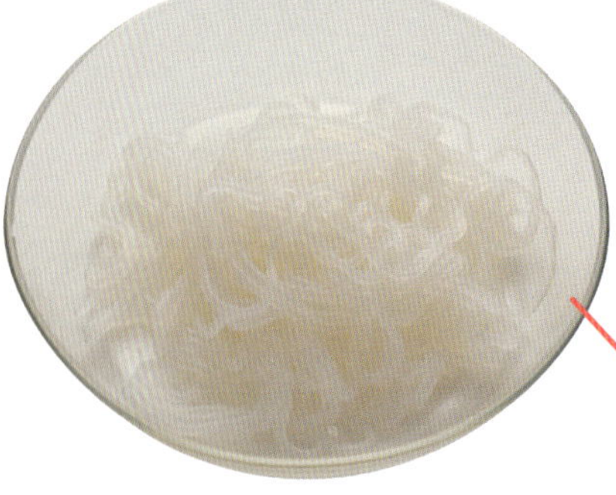

しらたき
糖質0.1g

ダイエットの食材キング、しらたきは、糖質もカロリーもとても低い。麺がわりに使いたい。

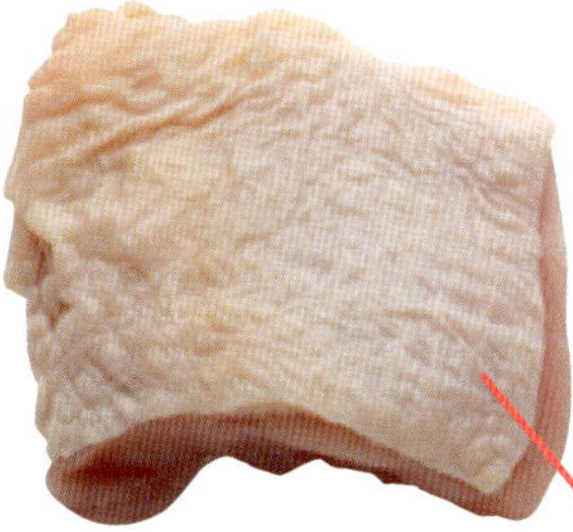

鶏肉 糖質0g

皮つき・皮なし・むね・もも・手羽など部位にかかわらず、鶏肉は糖質ゼロ！

ほうれん草
糖質0.3g

ほうれん草は低糖質なうえに栄養豊富。ゆでてアク抜き後冷凍すると便利。

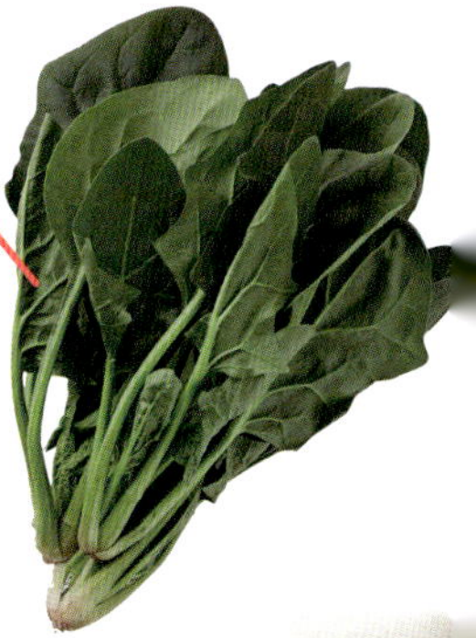

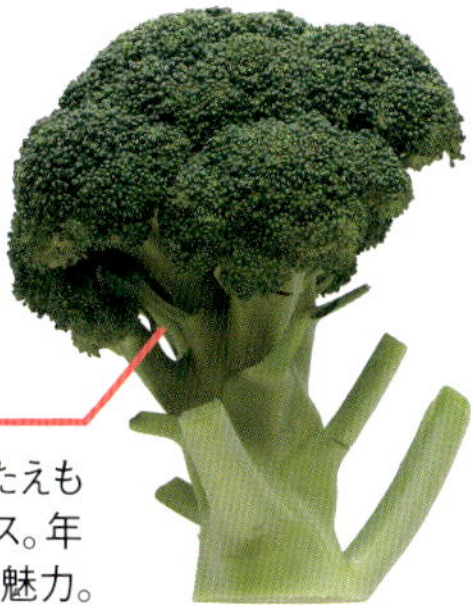

ブロッコリー
糖質0.8g

栄養たっぷりで食べごたえもあるので、満足感もプラス。年間を通して手に入るのも魅力。

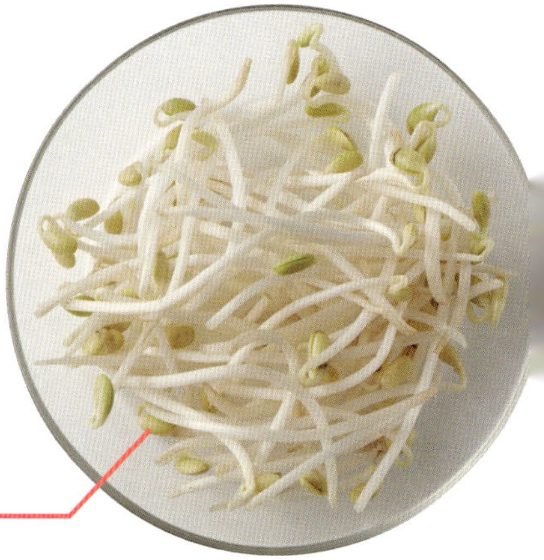

豆もやし 糖質0g

もやしはすべて低糖質ですが、なかでも豆もやしはほぼゼロ。どれだけ食べてもOK。

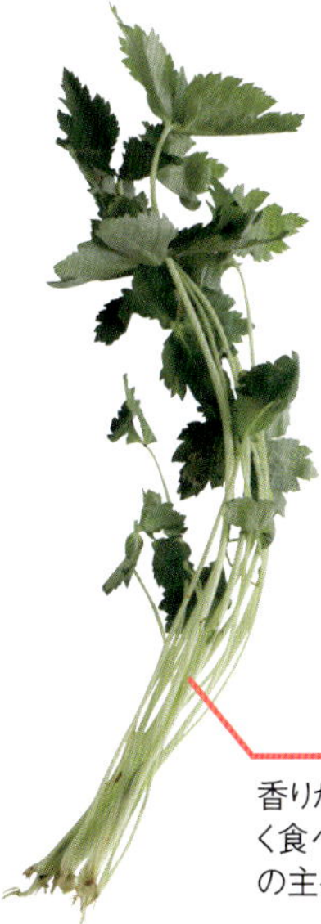

糸みつば
糖質0.6g

香りがよくて、薄味でもおいしく食べられるので、野菜料理の主役としても使いたい。

サラダ菜
糖質0.9g

サラダに入れるだけでなく、味の濃いおかずと合わせるのもおいしい食べ方。

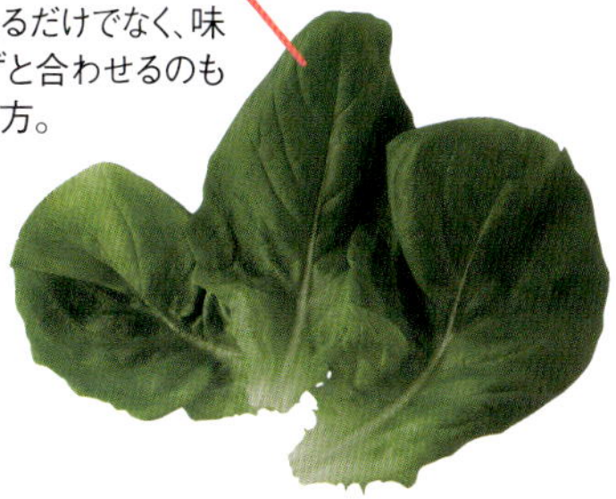

このページの糖質量は食材100gあたりの量を示しています。

● 実践ガイド

調味料の糖質量に要注意！
糖質オフ料理のOK調味料

「意外と糖質をとっていた」という、最も危険でありがちな失敗を避けるためには、食材だけでなく調味料への注意も必要。中濃ソースなど、甘い調味料にはたいてい大量の糖質が！　NG調味料をどうしても使いたい場合は、ごく少量にするなど、ひと工夫を。

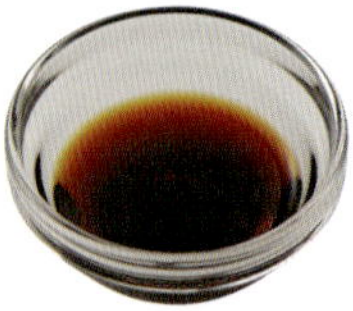

しょうゆ（こいくち）
糖質10.1g
少量で味が決まるので、結果糖質も低くなるという意味で味つけの要に。

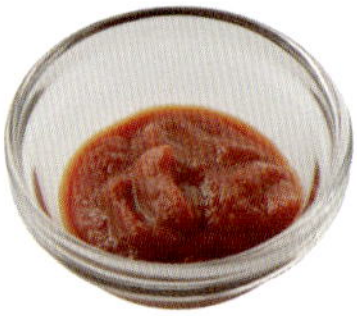

トマトピューレ
糖質8.1g
糖質高めのトマトだが、ケチャップより断然低い。中華やイタリアンに。

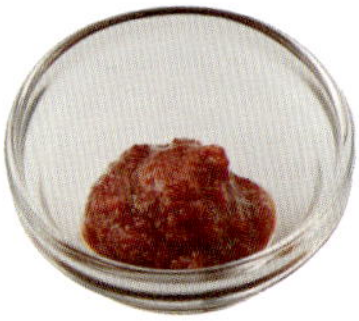

豆板醤《トウバンジャン》
糖質3.6g
うまみと辛みの必需品。使用量もわずかなので活用しよう。

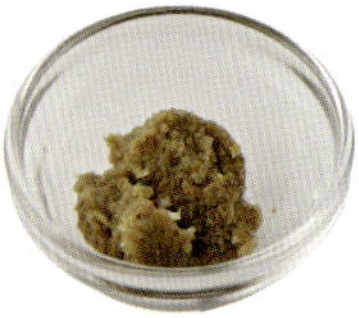

ゆずこしょう
糖質3.1g
和食やイタリアンで味にパンチがほしいときにおすすめ。

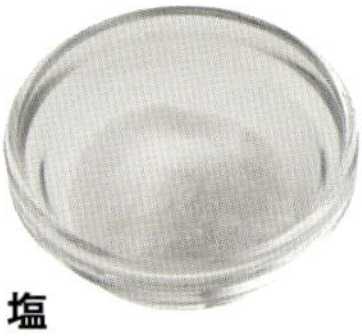

塩
糖質0g
万能調味料。減塩するなら薬味などで風味を増す工夫を。

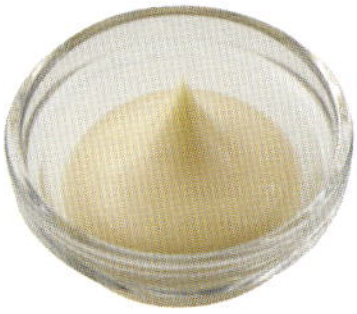

マヨネーズ（卵黄型）
※キユーピーのマヨネーズなど
糖質0.7g
卵黄型と全卵型があり、キユーピーなどの卵黄型はより低糖質。

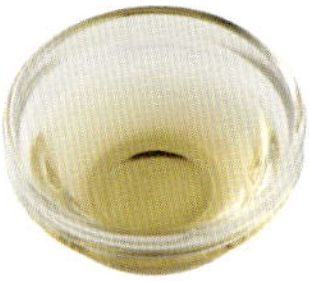

穀物酢
糖質2.4g

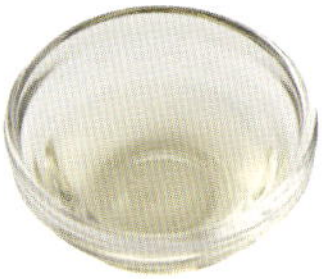

ワインビネガー
糖質1.2g

酢のなかで、もっとも糖質量が少ないのはワインビネガーですが、酸味がきつく使いづらいことも。日本のお酢なら米酢より穀物酢のほうが低糖質です。

糖質量の多い NG調味料

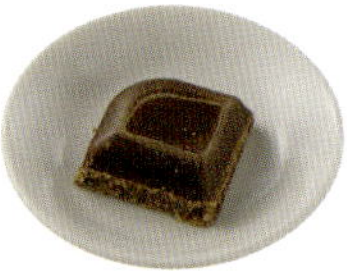

カレールゥ
糖質41g

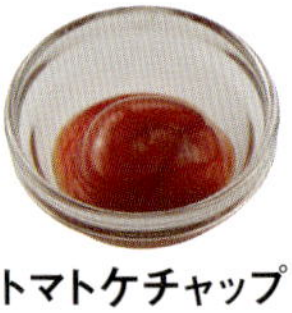

トマトケチャップ
糖質25.6g

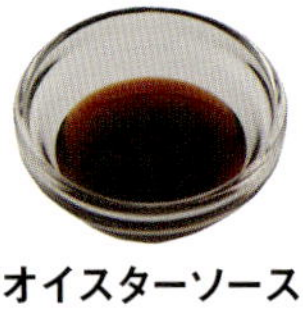

オイスターソース
糖質18.1g

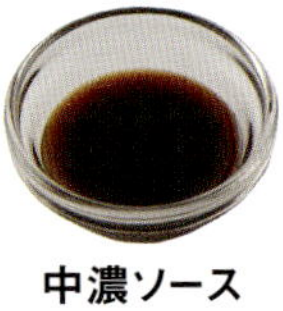

中濃ソース
糖質29.8g

糖質を気にせず食べられる！
低糖質の香味野菜

調味料が少ししか使えない場合にお役立ちなのが、香味野菜。多くのものが低糖質で、量を気にせず使えます。魚介メニューなどは、たくさんの香味野菜を使うと料理酒が不要に。同じメニューで飽きたなというときも、薬味で変化がつけられます。

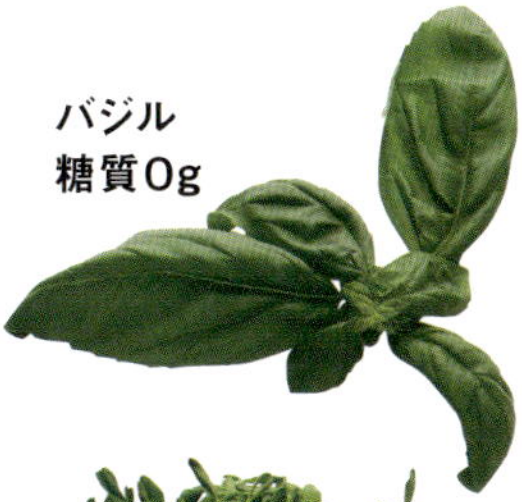
バジル
糖質0g

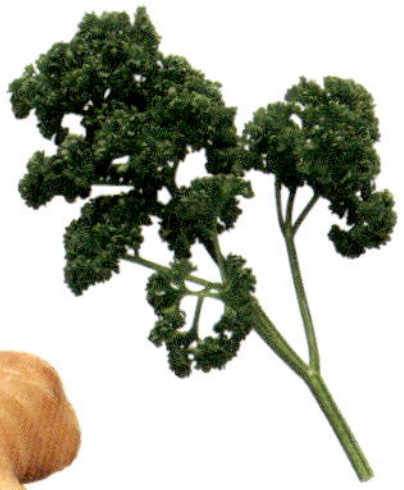
パセリ
糖質1g

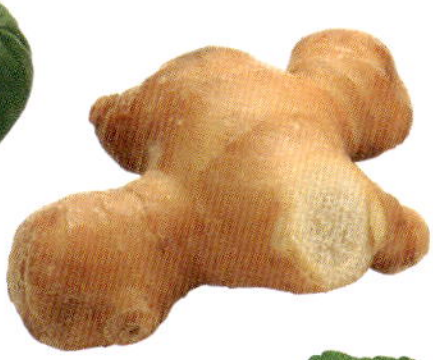
しょうが
糖質4.5g

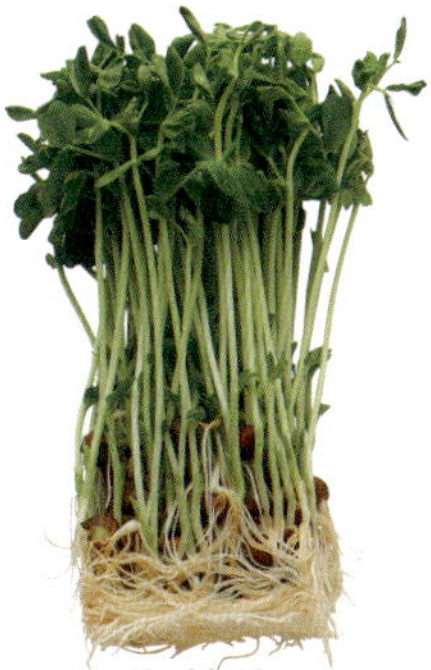
豆苗 糖質1g

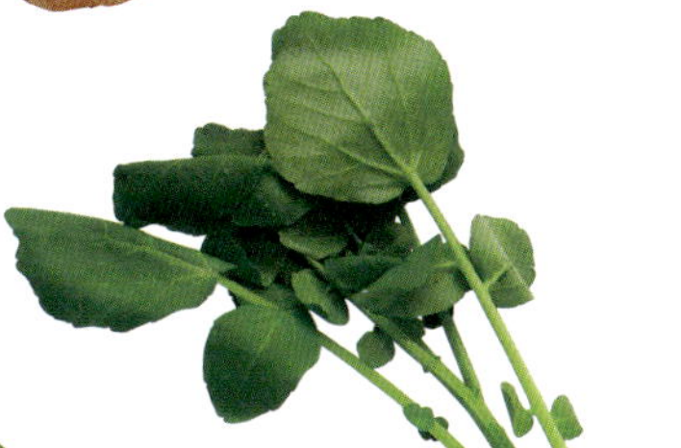
クレソン
糖質0g

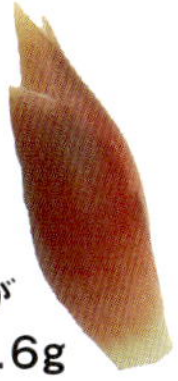
みょうが
糖質0.6g

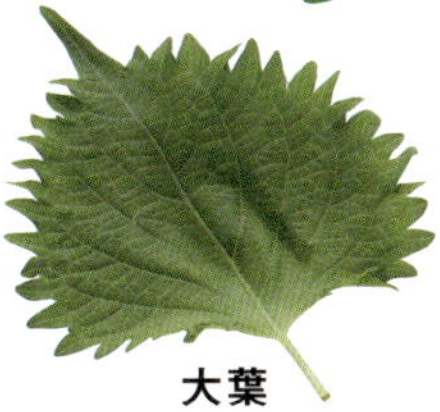
大葉
糖質0.2g

油の糖質はゼロ！

従来のダイエットでは最大の敵とされていた油ですが、糖質はゼロ。おすすめはオリーブオイル、アマニ油、えごま油、青魚に含まれるDHA、EPA。バターも積極的に使ってOKです。リノール酸（大豆油、紅花油など）や、トランス脂肪酸（マーガリンなど）を大量にとるのは避けましょう。

- □ アマニ油
- □ えごま油
- □ オリーブオイル
- □ サラダ油
- □ ごま油
- □ なたね油
- □ ラード

すべて糖質量 0g

バターは……？

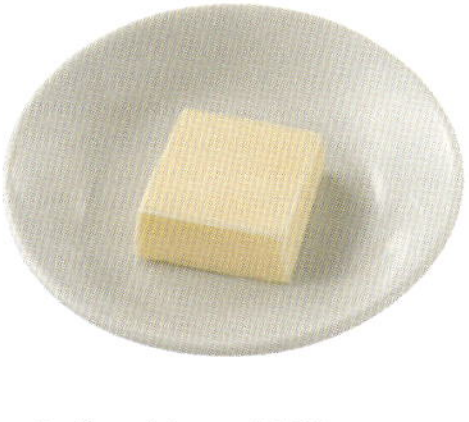

有塩バター 糖質0.2g
無塩バター 糖質0.2g
発酵バター 糖質4.4g

このページの糖質量は食材100gあたりの量を示しています。

チーズ、生クリームもOK！
しっかり味の洋食も食べられる！

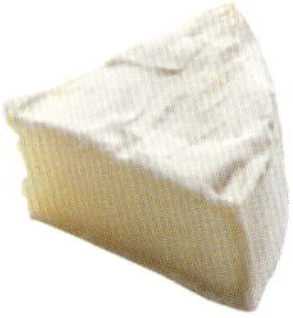

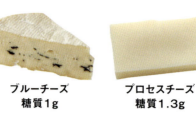

カマンベール
糖質0.9g

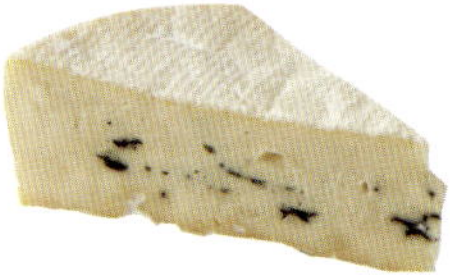

ブルーチーズ
糖質1g

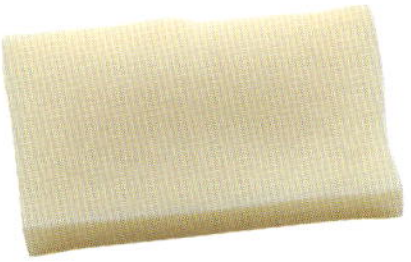

プロセスチーズ
糖質1.3g

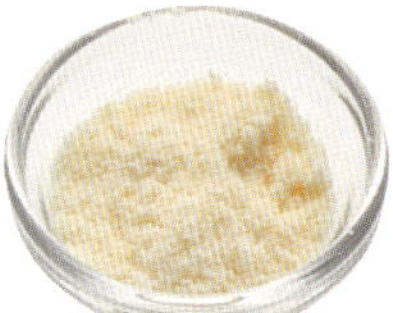

パルメザンチーズ
糖質1.9g

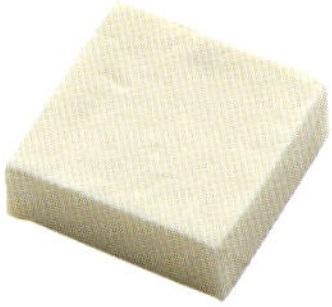

クリームチーズ
糖質2.3g

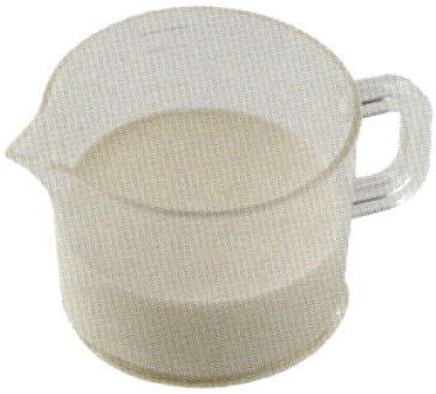

生クリーム（乳脂肪）
糖質3.1g

牛乳とヨーグルトは量をひかえめに！

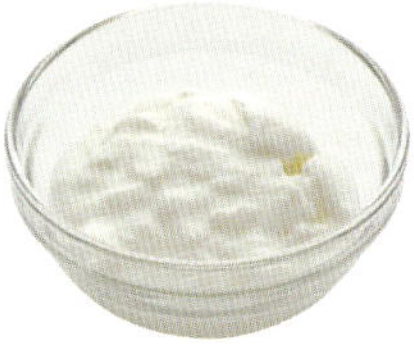

ヨーグルト（無糖） 糖質4.9g

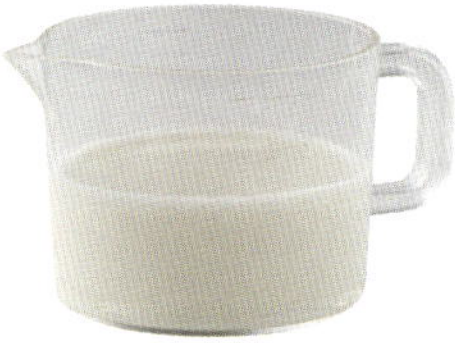

牛乳 糖質4.8g

うれしいことに乳製品は基本OKです。ただし、たくさん食べれば糖質量も当然アップ。チーズを少量食べる程度なら糖質量も知れたもの。

ただし、牛乳は要注意で、がぶ飲み厳禁です。カフェなどでも、泡立てることで容積が増えるカプチーノのほうが、ラテよりも実質の牛乳使用量が減って糖質ダウンになります。

意外なのは牛乳よりも糖質量が低く、通常、使用量も少ない生クリーム。だから、こってりクリームソースもOKなのです！

飲めるお酒と落とし穴の飲み物

ジュースもお酒も糖質量に注目

お酒では蒸留酒は糖質ゼロで、醸造酒は糖質たっぷり、という大きな違いが。どうしてもワインをという場合は、辛口を選ぶと比較的ひかえめです。

ヘルシーイメージのフルーツジュース、野菜ジュースの類はどれも残念ながら高糖質。流行中の甘酒などは、驚くほど糖質高し！　気をつけて。

お酒は蒸留酒！

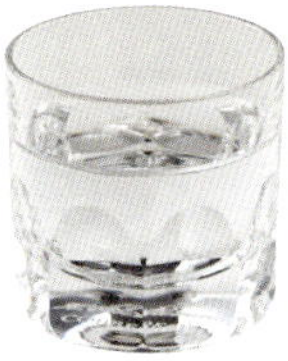

焼酎乙類
糖質0g

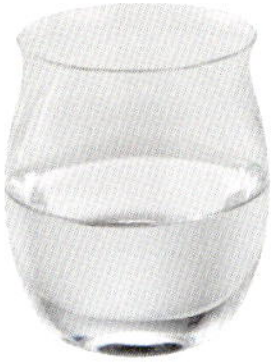

ウォッカ
糖質0g

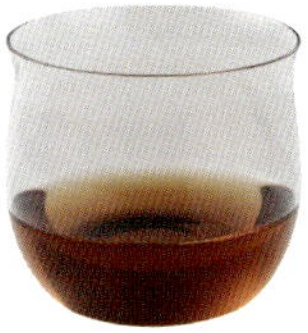

ブランデー
糖質0g

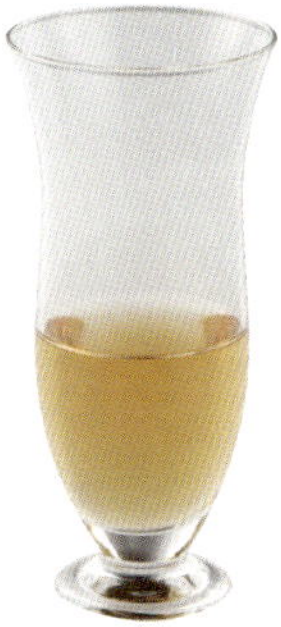

ウイスキー
糖質0g

＼ワインは辛口を！／

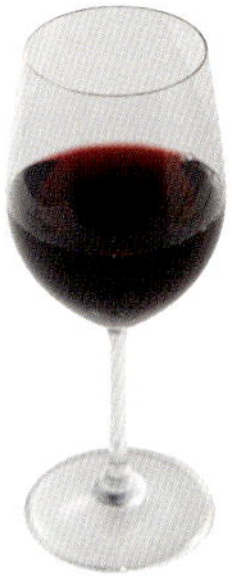

赤ワイン
糖質1.5g

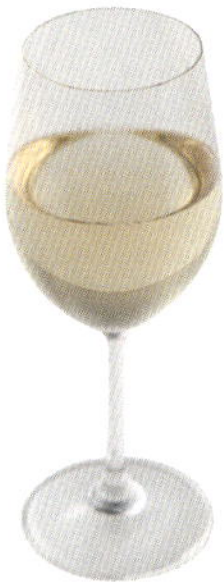

白ワイン
糖質2g

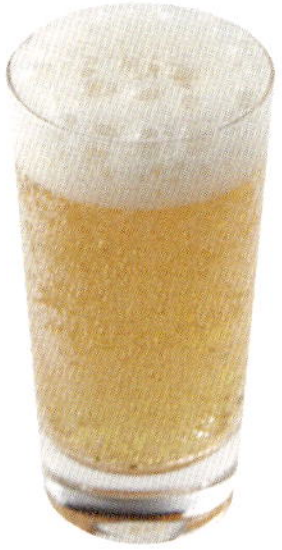

糖質ゼロビール
糖質0～0.4g

醸造酒はNG！

日本酒
糖質4.9g

ビール
糖質3.1g

紹興酒
糖質5.1g

ヘルシーなイメージでも糖質に要注意！

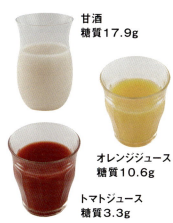

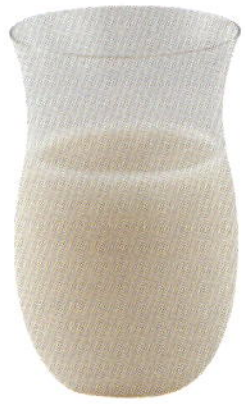

甘酒
糖質17.9g

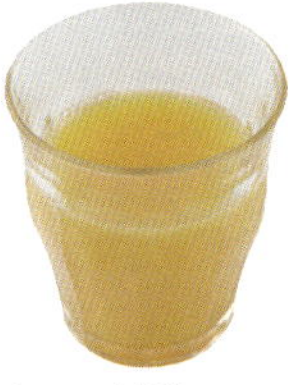

オレンジジュース
糖質10.6g

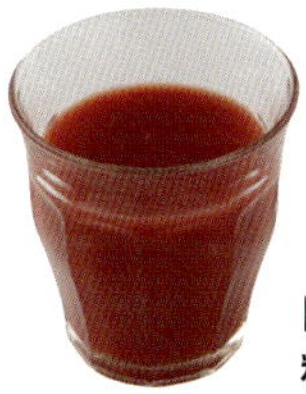

トマトジュース
糖質3.3g

このページの糖質量は食材100gあたりの量を示しています。

糖質オフを徹底するには手作りがベスト！だから〝作りおき〟なんです!!

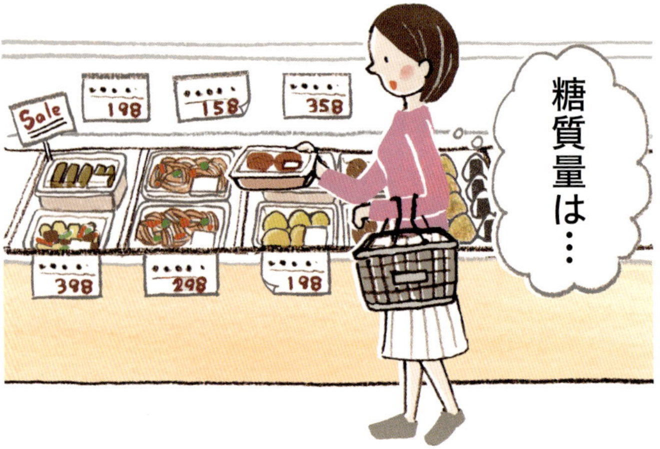

手作りなら、糖質を完全にコントロールできる

糖質オフダイエットのコツは手作り。なぜならば、できあいのそうざいは何がどれくらい入っているか不明で、糖質計算のしようがないのです。糖質オフのつもりで食べていたおかずやドレッシングに、実は結構な量の砂糖やみりんが入っていることも。糖質オフダイエット最大の失敗点は「とっていないつもりが実はとっていた」なのです。

それならば、おかずもたれもすべて手作りで。全部手作り、というと面倒に感じるかもしれませんが、これが確実に結果を出すための、欠かせない方法。

手作りも「作りおき」なら、手間がはぶけます。週末のまとめ作りでラクができ、お弁当までカバー。一度にまとめて作れば材料が無駄になることも少ない。数種類のおかずが常に冷蔵庫に入っていることで、食べ飽きない。帰ってチンしてすぐごはんが可能な「作りおき」ならラクに、楽しく糖質オフ生活が続くのです。

第2章

「大好き！」ばかりの
メインおかず

ダイエットの常識を打ち破る糖質オフの食事。お肉、チーズ、中華、洋食など、低糖質でおいしいメニューを厳選しました。

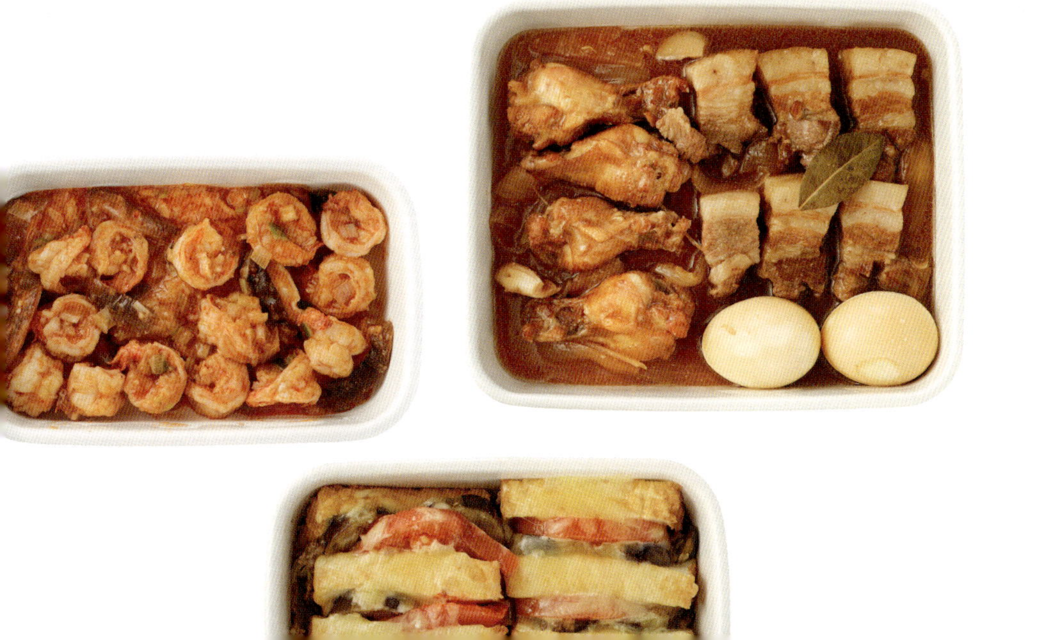

作りおきをはじめる前に

保存のコツと容器の選び方

作りおきでは保存容器選びも大事。清潔さが保てる、そのまま温められる、冷蔵庫で場所を取らない……優先順位に合わせて選んでください。

保存のコツ

Step 1 容器を清潔に！

すみずみまで洗い、熱湯消毒をすると完ぺき。水でぬらして電子レンジで加熱したり、食品用の除菌スプレーを使ってもよいでしょう。菌の繁殖を防いでください。

Step 2 冷ましてから冷蔵庫へ

料理は必ずあら熱をとってから冷蔵庫へ。熱いうちにふたをすると蒸気が水滴となってふたの内側につき、これが雑菌のもとに！　湯気が出なくなったらふたをして冷蔵庫へ。

Step 3 金属のスプーンで取り分ける

雑菌の繁殖を防ぐために手が料理に触れないようにするのはもちろんですが、取り分けには金属のスプーンを。菜箸やプラスチックの微細な傷には菌がたまりやすいのです。

保存容器の選び方

保存容器の素材としておもなものは以下の4種類です。
それぞれのメリット・デメリットを知って、使いやすいものを選んでください。

ほうろう

ガラス質を表面にコーティングしているため、冷蔵冷凍OKで酸や塩分に強く、色も匂いもつきにくいのが特徴。ふたをはずせば直火にもかけられます。ただし、電子レンジにはかけられません。

ガラス

色、匂い、傷がつきにくいのが特長。酸や塩分にも強く、耐熱であれば電子レンジもオーブンもOK（プラスチックのふたはNG）。食洗機も可。冷凍保存に向かないことと、本体はやや重めなのが難点です。

プラスチック

冷蔵冷凍ができて、耐熱温度が100℃以上なら電子レンジ&食洗機もOK。欠点は色や匂い、傷がつきやすいこと。使っているうちにできた傷に汁気が入り込んで雑菌が増えやすくなります。

ステンレス

熱伝導がよくて冷蔵庫内で素早く冷えるとともに、傷もつきにくくて雑菌が繁殖しにくいのが長所。冷凍もできますが、電子レンジは不可。中が見えないのが少し不便かも。

この本で使ったのは

無印良品の「液体とニオイが漏れない バルブ付き密閉ホーロー保存容器」（1,000～1,900円）と、医療用機器にも使われるエンジニアリングプラスチック製「フタをしたまま電子レンジで使える バルブ付き密閉保存容器」（500～1,200円）。

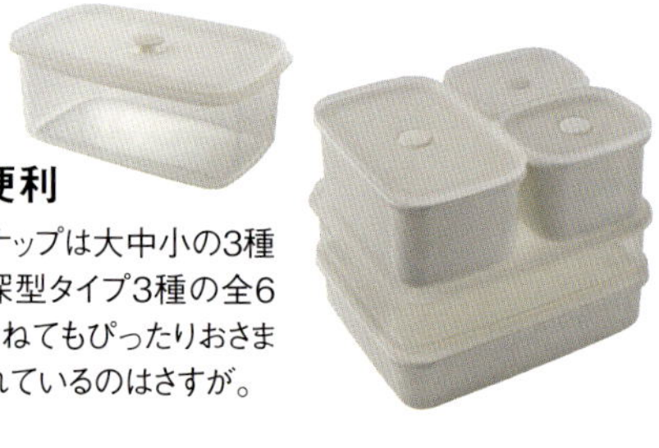

冷蔵庫で重ねられて便利

サイズのラインナップは大中小の3種と、それぞれの深型タイプ3種の全6種。大中小を重ねてもぴったりおさまるように計算されているのはさすが。

レシピページの見方

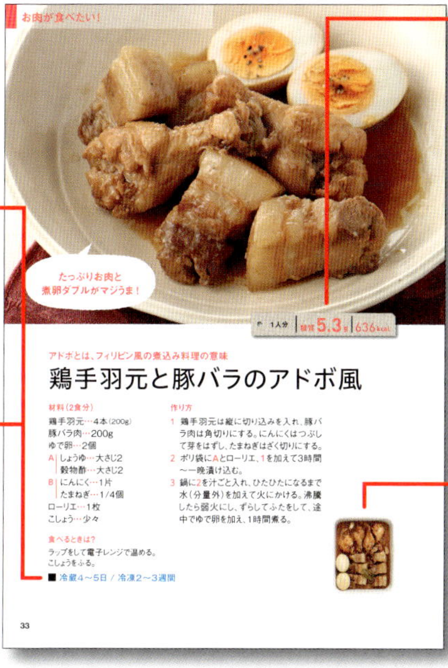

お肉が食べたい！

たっぷりお肉と
煮卵ダブルがマジうま！

1人分 糖質5.3g 636kcal

アドボとは、フィリピン風の煮込み料理の意味

鶏手羽元と豚バラのアドボ風

材料（2食分）

鶏手羽元…4本（200g）
豚バラ肉…200g
ゆで卵…2個
A しょうゆ…大さじ2
　穀物酢…大さじ2
B にんにく…1片
　たまねぎ…1/4個
ローリエ…1枚
こしょう…少々

作り方

1 鶏手羽元は縦に切り込みを入れ、豚バラ肉は角切りにする。にんにくはつぶして芽をはずし、たまねぎはざく切りにする。
2 ポリ袋にAとローリエ、1を加えて3時間〜一晩漬け込む。
3 鍋に2を汁ごと入れ、ひたひたになるまで水（分量外）を加えて火にかける。沸騰したら弱火にし、ずらしてふたをして、途中でゆで卵を加え、1時間煮る。

食べるときは？

ラップをして電子レンジで温める。
こしょうをふる。

■ 冷蔵4〜5日 / 冷凍2〜3週間

33

食べるときは

温めたほうがおいしくなるものは温め方を書いています。参考にしてください。

保存の目安

冷蔵庫での保存の目安日数と、冷凍できるものについては冷凍保存の目安日数を表示しています。冷蔵室・冷凍室に入れる前に必ずあら熱をとってください。

糖質量とエネルギー

1人分あたりの材料に含まれる糖質量とエネルギーを示しています。何品食べても、糖質量は合計で20g以下になるように、エネルギーは1食で合計500kcal以上になるようにしてください。エネルギーを減らしすぎると体力が落ちたり、筋肉が減ることがあります。

できあがり

調理が完了し、保存容器に入れたときの写真です。入れるときは清潔な箸やスプーンを使い、フタをして保存します。

ご注意ください

糖質オフは誰でもできる食事制限ですが、下記の病気がある人や治療薬を服用している人が安易に始めるのは禁物です。

[糖質オフが適さない人]

★診断基準を満たす膵炎《すいえん》がある　★肝硬変《かんこうへん》・長鎖《ちょうさ》脂肪酸代謝異常症がある

[注意が必要な人]

★糖尿病で血糖降下剤を服用している・インスリン注射をしている場合は、糖質オフの食事をすると低血糖になる場合があります。必ず主治医に相談してください。
★腎機能低下がある人は必ず医師に相談してください。

糖質オフでもおいしく食べるために

この本で紹介しているレシピは、ふだん調理するときに使っている砂糖やみりん、酒といった糖分を含む調味料を極力使わないようにしています。それに合わせて、しょうゆや塩などほかの調味料の量を調整していますので、うっかりいつものように入れてしまうと、しょっぱくなってしまうことも。作るときはレシピ通りの量で、きちんと計量して作るのがおいしい料理のコツです。

お肉が食べたい！

脂肪たっぷりの豚バラ、肩ロースetc.、これがダイエットのおすすめ食材？　驚きですが、お肉はレバー以外の全部位が、ほぼ糖質ゼロ！　元気を保つためのタンパク源・お肉はどんどん食べよう！　これが糖質オフの大原則なのです。調味料の量に気をつけつつ、ごちそうメニューをおなかいっぱい召し上がれ。

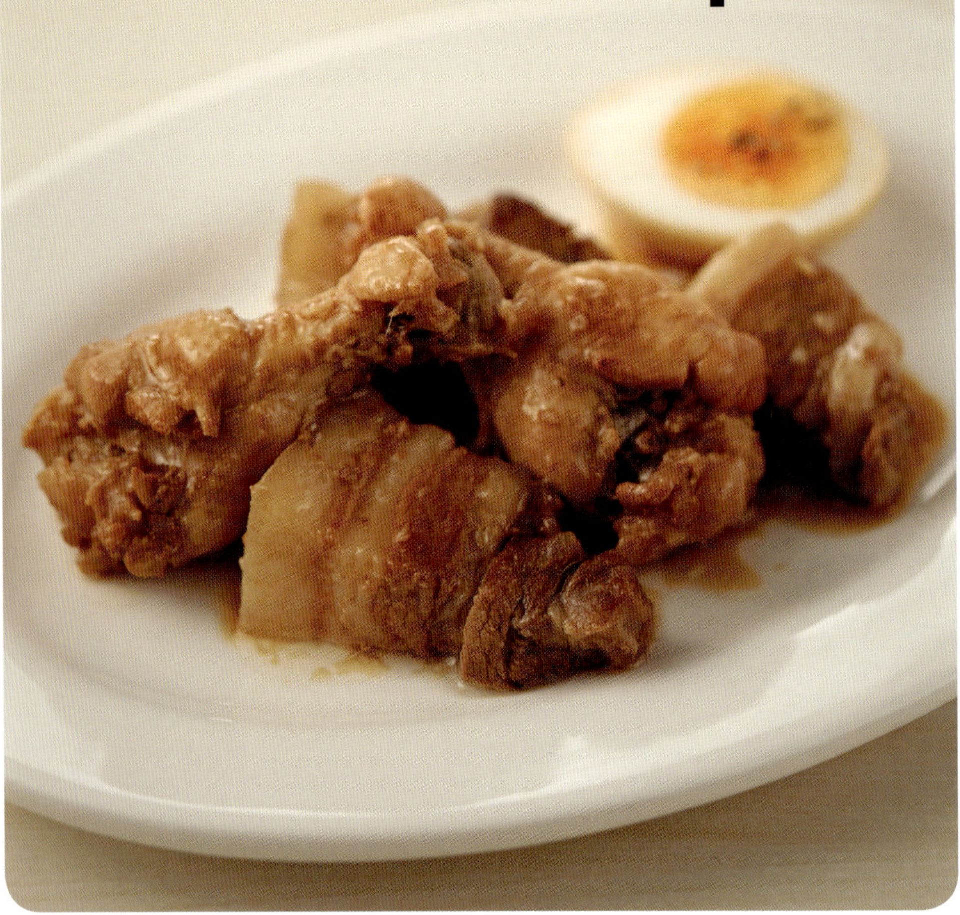

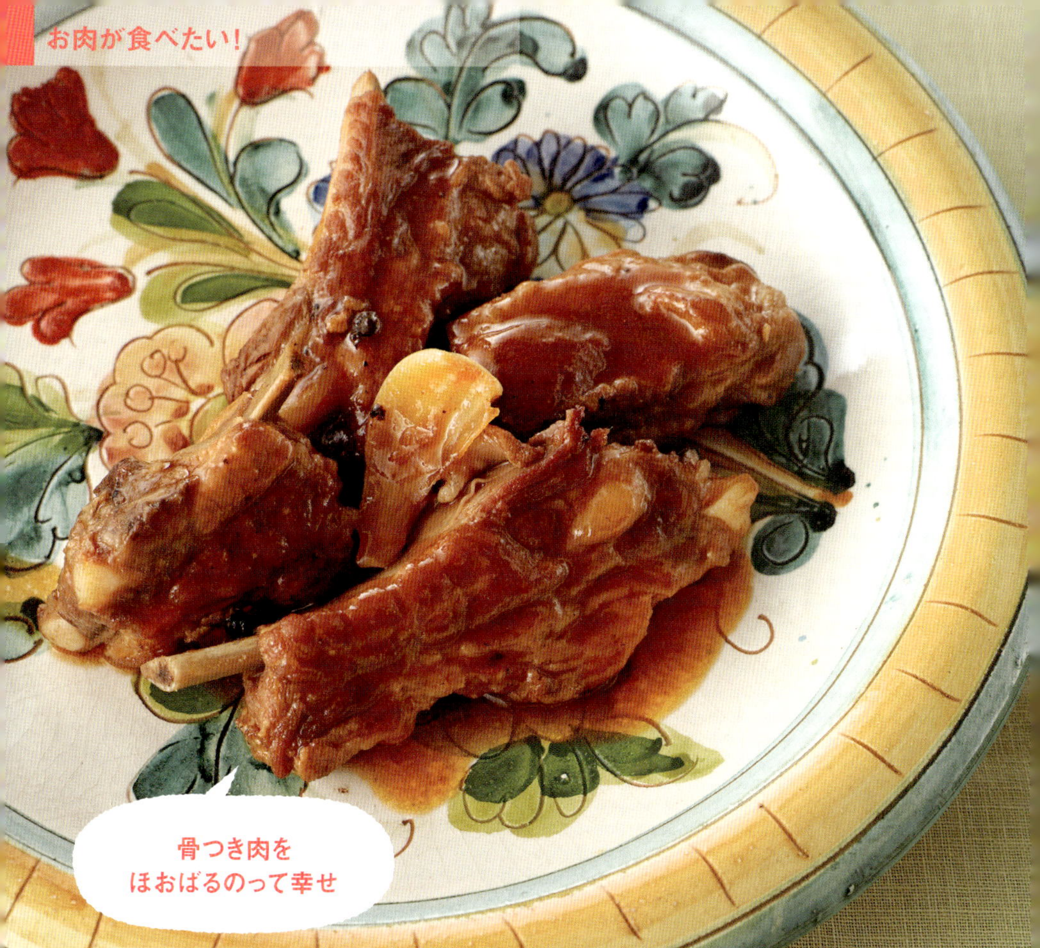

ごはんじゃなくて肉を山盛り

スペアリブの煮込み

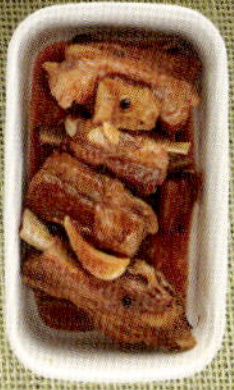

材料(2食分)

スペアリブ…600g

A
- しょうゆ…大さじ1
- トマトピューレ…大さじ1
- 酢…大さじ2
- にんにく…2片
- しょうが…1片
- ローリエ…1枚
- 粒こしょう…10粒

食べるときは?

ラップをして電子レンジで温める。

■ 冷蔵5日 / 冷凍2～3週間

作り方

1. フライパンを火にかけて熱し、スペアリブを入れ、転がしながら全面に焼き色がつくまで焼く。
2. フライパンのよぶんな脂をふきとり、Aを加え、さらにひたひたになるまで水(分量外)を入れる。ひと煮立ちしたらずらしてふたをして弱火で30分程度煮る。
3. スペアリブがやわらかくなったら、ふたを取り、中火にして煮汁をからめる。

1人分 | 糖質 3.4g | 616kcal

低糖質素材に漬け込む本格派の味

タンドリーチキン

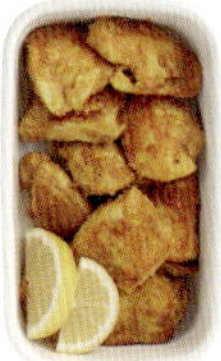

材料（2食分）

鶏むね肉…1枚（250g）

A
- 無糖ヨーグルト…大さじ3
- カレー粉…小さじ2
- トマトピューレ…大さじ1/2
- おろしにんにく…小さじ1/2
- おろししょうが…小さじ1/2
- 塩…小さじ1
- こしょう…少々

オリーブオイル…小さじ1

レモン…1/4個

作り方

1 鶏むね肉は一口大に切る。

2 Aをポリ袋に入れてよく混ぜ、鶏むね肉を加えてもみ込み、2時間から一晩漬け込む。

3 フライパンにオリーブオイルをひいて熱し、2の鶏肉を、皮目を下にして入れ、ふたをして中火で6分焼く。

4 返して、ふたはせずにさらに4分焼く。

食べるときは?

ラップをして電子レンジで温め、レモンを添える。

■ 冷蔵3～4日 / 冷凍2～3週間

あっ！ インド料理屋で食べた味だ！

1人分 | 糖質3.6g | 234kcal

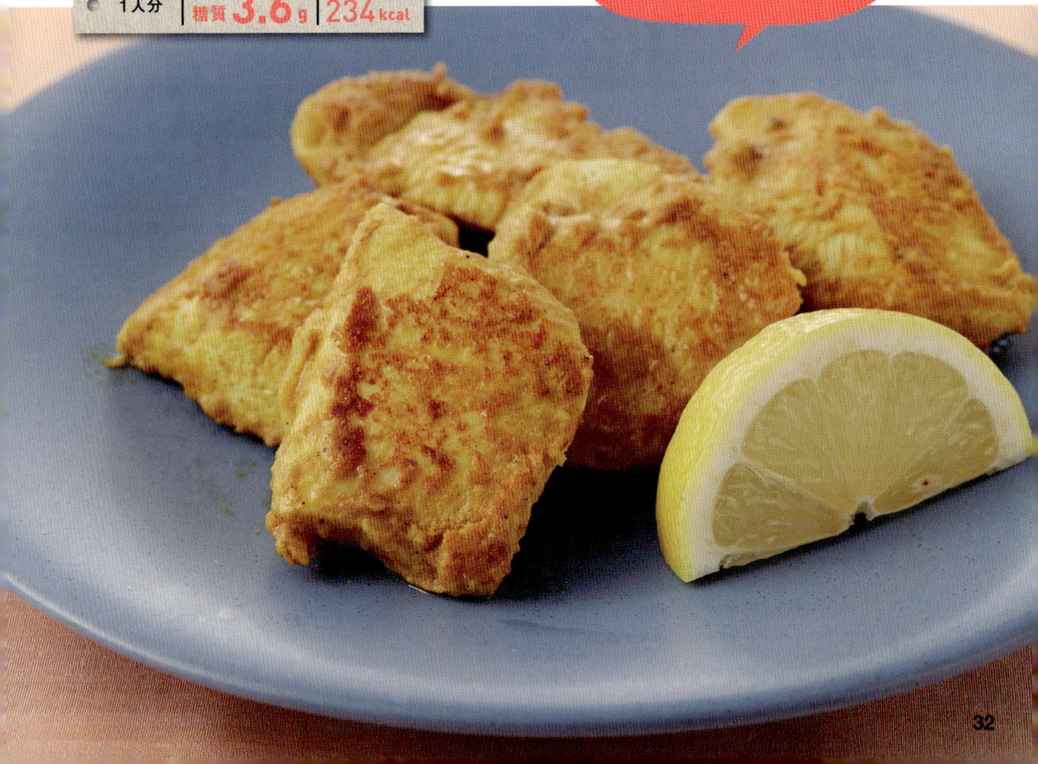

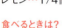

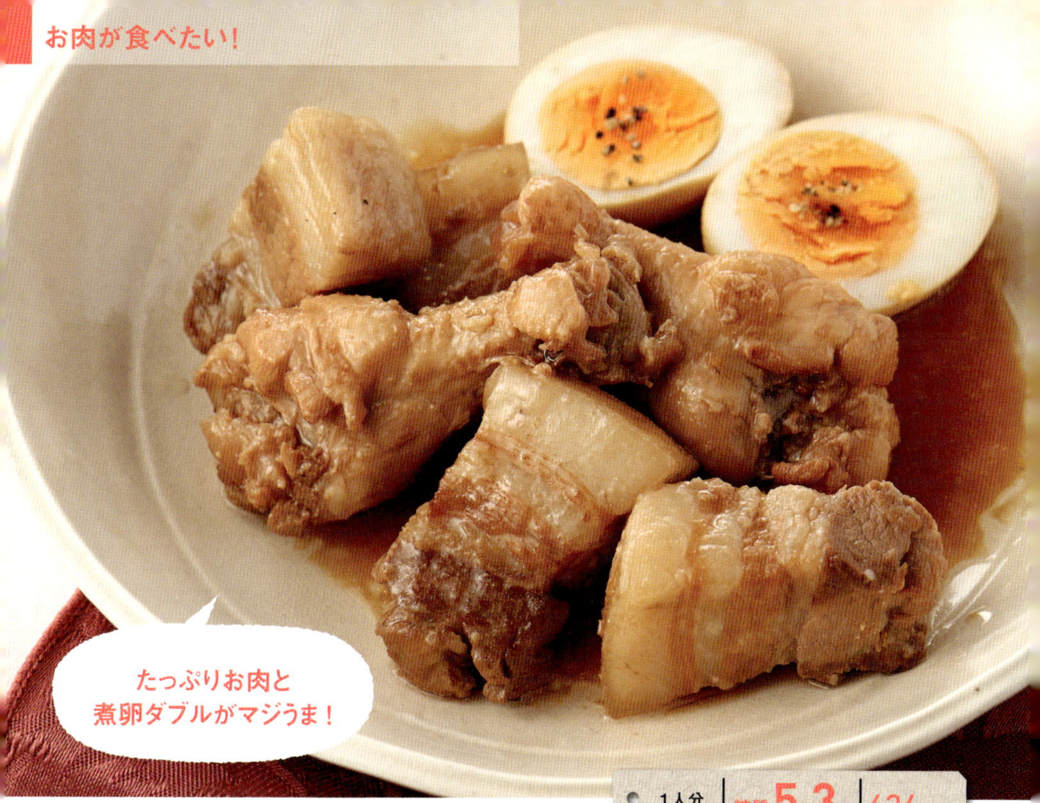
たっぷりお肉と
煮卵ダブルがマジうま!

1人分 | 糖質 5.3g | 636kcal

アドボとは、フィリピン風の煮込み料理の意味

鶏手羽元と豚バラのアドボ風

材料（2食分）

鶏手羽元…4本（200g）
豚バラ肉…200g
にんにく…1片
たまねぎ…1/4個
ゆで卵…2個
A しょうゆ…大さじ2
　穀物酢…大さじ2
ローリエ…1枚
こしょう…少々

食べるときは?

ラップをして電子レンジで温める。
こしょうをふる。

■ 冷蔵4～5日 / 冷凍2～3週間

作り方

1 鶏手羽元は縦に切り込みを入れ、豚バラ肉は角切りにする。にんにくはつぶして芽をはずし、たまねぎはざく切りにする。
2 ポリ袋にAとローリエ、1を加えて3時間～一晩漬け込む。
3 鍋に2を汁ごと入れ、ひたひたになるまで水（分量外）を加えて火にかける。沸騰したら弱火にし、ずらしてふたをして、途中でゆで卵を加え、1時間煮る。

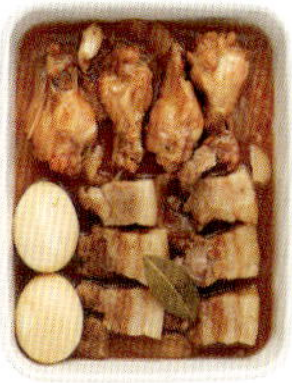

牛肉は鉄分、良質なタンパク質の宝庫

豆もやしと牛肉の重ね煮

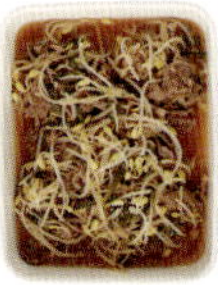

材料（2食分）

牛こま切れ肉…200g
豆もやし…1袋
万能ねぎ…5本
A しょうゆ…大さじ1
　ごま油…大さじ1/2
　すりごま…大さじ1/2
　おろしにんにく…小さじ1/2

食べるときは？

ラップをして電子レンジで温める。

■ 冷蔵2～3日 / 冷凍不可

作り方

1 万能ねぎは4㎝長さに切る。
2 フライパンに豆もやし、牛肉、万能ねぎの順に重ね、これをもう一度繰り返し、一番上は豆もやしにする。
3 2にAをかけ、ひたひたになるまで水（分量外）を加え、ふたをして強火にかける。沸騰したら弱火にして10分ほど煮る。

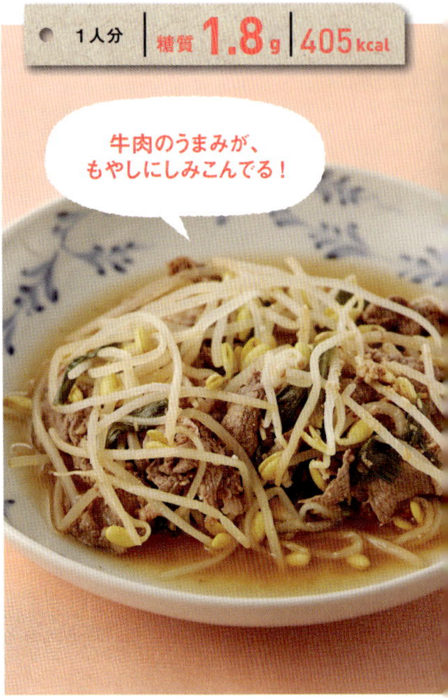
1人分 糖質1.8g 405kcal
牛肉のうまみが、
もやしにしみこんでる！

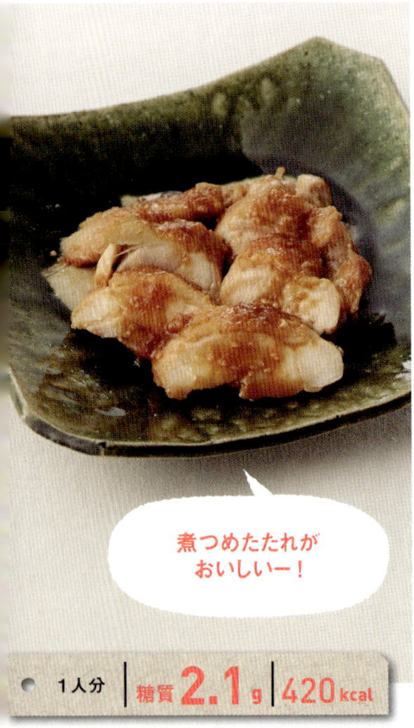
煮つめたたれが
おいしいー！
1人分 糖質2.1g 420kcal

安くておいしく低糖質、定番にしたい一品

鶏の照り焼き

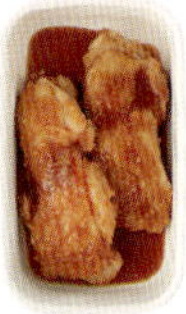

材料（2食分）

鶏もも肉…1枚（300g）
サラダ油…大さじ1/2
A しょうゆ…大さじ1
　おろしにんにく…小さじ1
　おろしたまねぎ…大さじ1
　水…大さじ1

食べるときは？

ラップをして電子レンジで温め、食べやすい大きさに切り、たれをかける。

■ 冷蔵3～4日 / 冷凍2～3週間

作り方

1 鶏もも肉は余分な脂を除き、包丁目を入れて筋切りし、縦半分に切る。
2 フライパンにサラダ油をひいて熱し、1を皮目を下にして入れる。焼き色がついたら返してAを加え、ふたをして弱火で5～6分蒸し焼きにする。
3 鶏もも肉を取り出し、残った汁を煮つめてたれを作る。

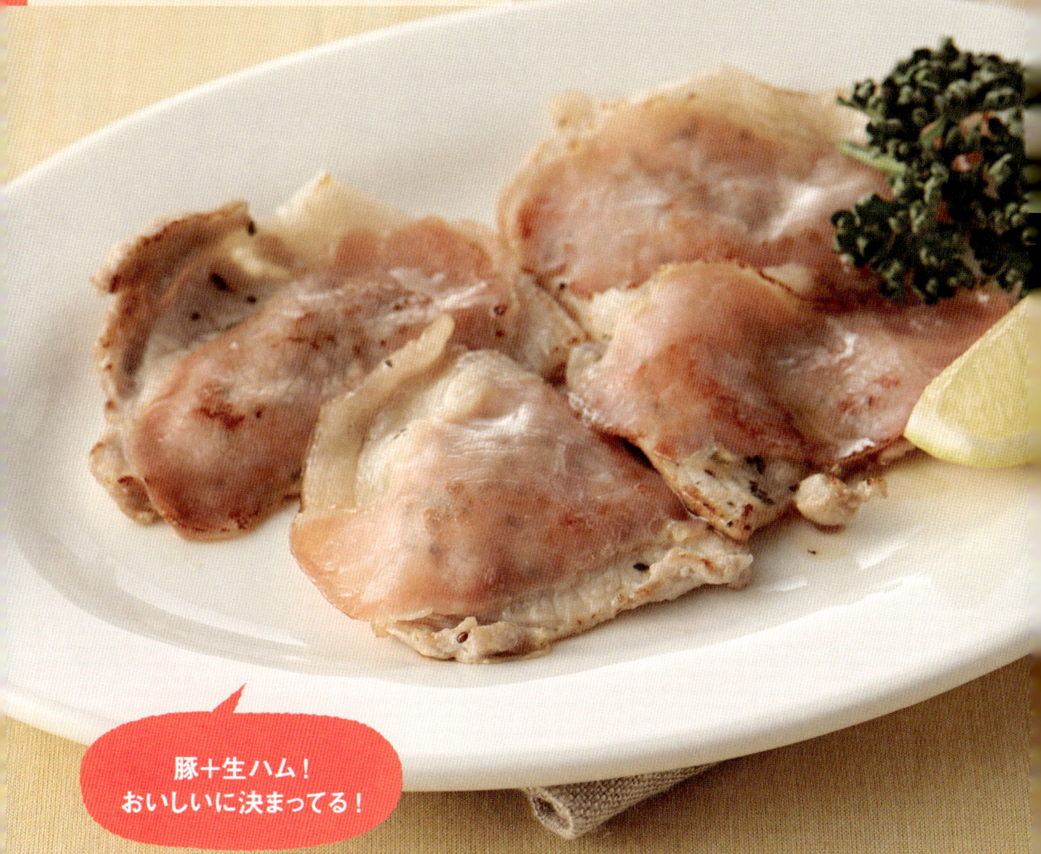
豚+生ハム!
おいしいに決まってる!

生ハムの塩味で味付けするから失敗なし

サルティンボッカ

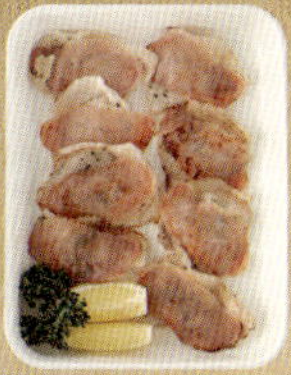

材料(2食分)

豚しょうが焼き用肉…4枚(125g)
生ハム…8枚(40g)
ドライバジル…少々
オリーブオイル…大さじ1/2
レモン…1/4個
パセリ…少々

作り方

1 豚肉は生ハムの大きさに合わせて半分に切る。豚肉にドライバジルをふり、生ハムをのせ、しっかりと密着させる。
2 フライパンにオリーブオイルをひいて熱し、生ハムを下にして入れ、焼き色がついたら返して焼く。

食べるときは?

ラップをして電子レンジで温める。
レモンとパセリを添える。

■ 冷蔵3〜4日 / 冷凍2〜3週間

● 1人分 | 糖質 1.7g | 251kcal

糖質ひかえめだから解禁できるこってりメニュー

ビーフストロガノフ

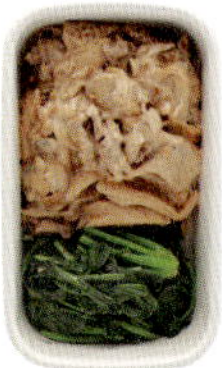

材料（2食分）

牛こま切れ肉…250g
バター…大さじ1/2
たまねぎ…1/4
マッシュルーム…1/2パック
まいたけ…1/2パック
生クリーム…2/3カップ
しょうゆ…大さじ1/2
塩、こしょう…各少々
ほうれん草…1/2束

食べるときは？

ラップをして電子レンジで温める。
ほうれん草を添える。

■ 冷蔵2〜3日 / 冷凍不可

作り方

1 牛肉に塩、こしょうをふり、全体にまぶす。たまねぎは薄切りにし、マッシュルームは5mm幅に、まいたけは小房にわける。
2 フライパンにバターを入れて熱し、牛肉を加えて炒める。
3 牛肉の色が変わったら1の野菜を加えて炒め、たまねぎがしんなりしたら、生クリームを加え、ひと煮立ちしたら、しょうゆ、塩、こしょうを加え、味を調える。
4 ほうれん草はゆでて冷水にとり、水気をしぼる。3〜4cmの長さに切って添える。

1人分 | 糖質 5.0g | 604kcal

付け合わせのほうれん草も含む。

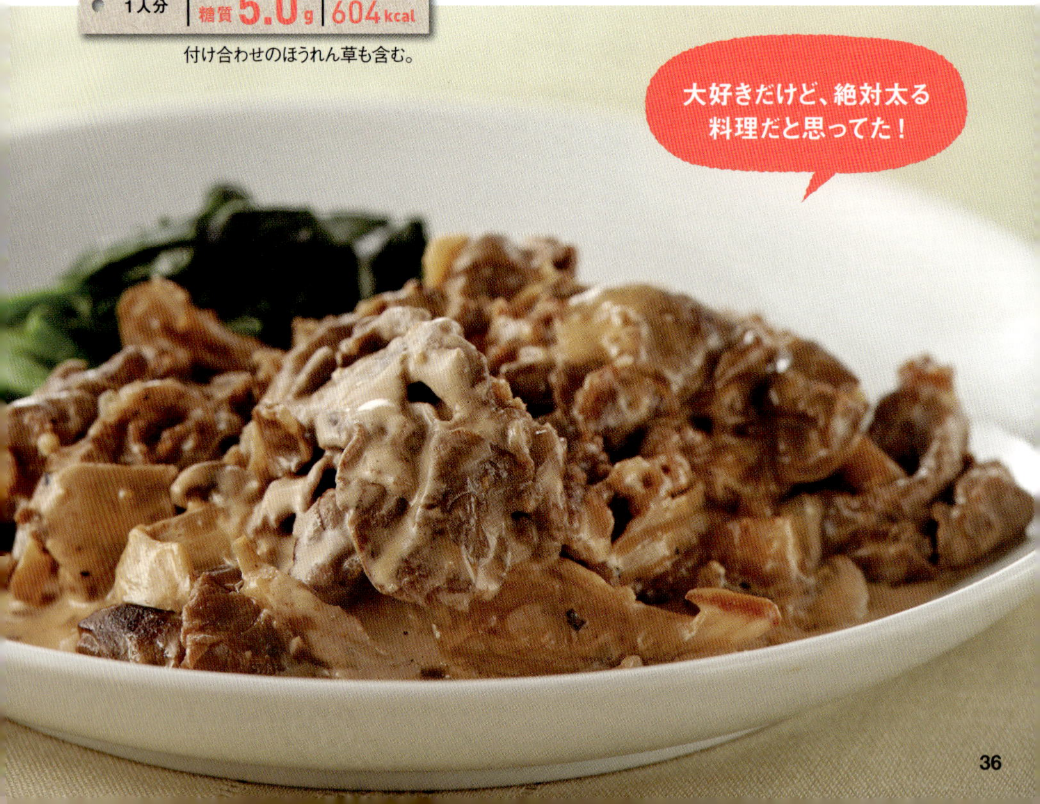

1人分 | 糖質 2.9g | 238kcal

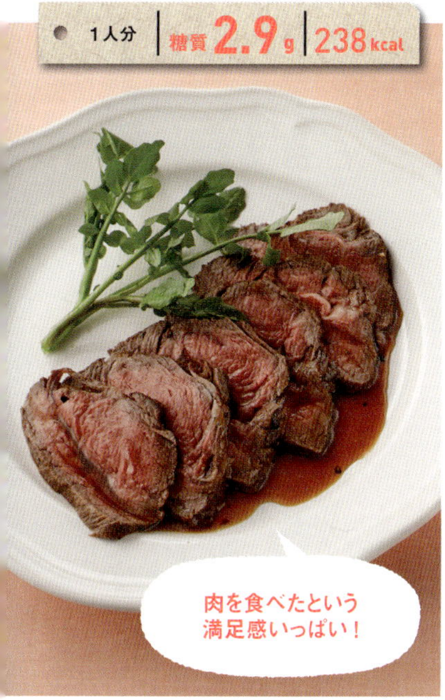
肉を食べたという
満足感いっぱい!

肉汁としょうゆでおいしいソースも

ローストビーフ

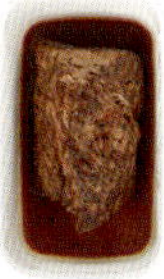

材料(2食分)

牛もも肉…300g
こしょう…適量
サラダ油…小さじ1/2
A しょうゆ…大さじ1
　水…大さじ2
クレソン…1本

食べるときは?

つけ汁をソースとしてかけ、クレソンを添える。

■ 冷蔵3～4日 / 冷凍2～3週間

作り方

1 肉は冷蔵庫から出し、室温に戻して、こしょうをすりこむ。
2 フライパンにサラダ油をひいて熱し、肉を入れてすべての面を焼きつける。
3 フライパンの油をふきとり、Aを加えてひと煮立ちさせ、ふたをして2分、肉を返してさらに2分、蒸し焼きにする。肉が熱いうちに汁ごと保存容器に入れてふたをする。あら熱がとれたら冷蔵庫で保存する。

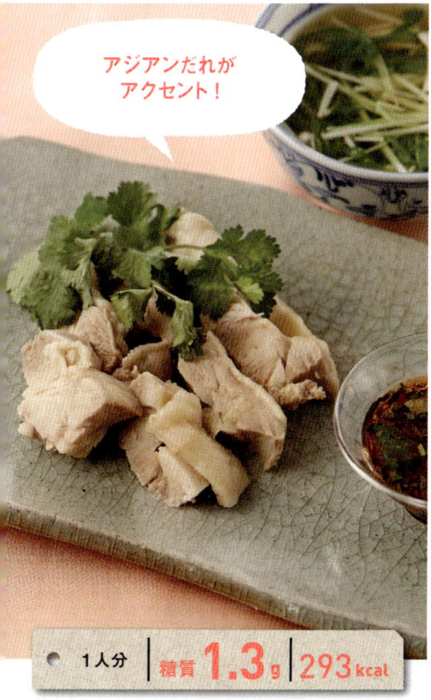
アジアンだれが
アクセント!

1人分 | 糖質 1.3g | 293kcal

スープ(1人分) 糖質0.6g カロリー12kcal

ゆで汁でスープも作ろう

ゆで鶏

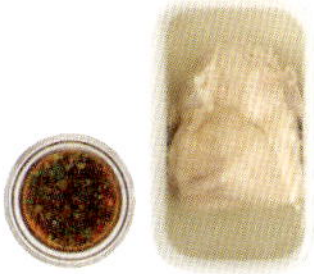

材料(2食分)

鶏もも肉…1枚(300g)
水…3カップ
A しょうゆ…小さじ2
　穀物酢…小さじ1
　ごま油…小さじ1
　豆板醤…小さじ1/4
　おろししょうが…小さじ1/2
香菜…1束
〈ゆで鶏スープ〉
ゆで汁…2カップ
水菜(食べやすい長さに切る)…1/4株
えのき…1/3パック
塩、こしょう…各少々

食べるときは?

食べやすく切り、ちぎった香菜をのせ、たれを添える。

作り方

1 鍋に水を入れて火にかけ沸騰したら、鶏もも肉を入れる。再沸騰したら弱火にして、ふたをして20分ゆで、火を止めてそのまま冷ます。
2 香菜は葉先を飾り用に残し、細かく刻む。Aを合わせて、香菜を加えて混ぜ、たれを作る。
3 ゆで汁を鍋に入れて火にかけ沸騰したら、水菜とえのきを加える。塩、こしょうで味を調えてスープを作る。

■ 冷蔵3～4日 / 冷凍2～3週間

きのこと野菜のかさ増しで満腹

ポークジンジャー

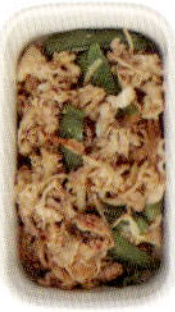

1人分 | 糖質 4.3g | 328kcal

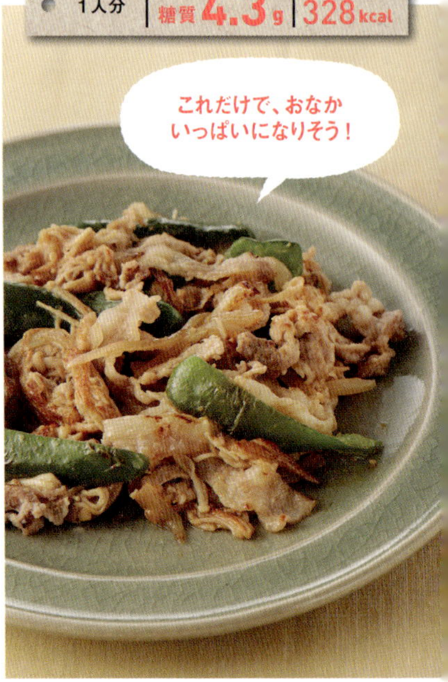
これだけで、おなか
いっぱいになりそう！

材料（2食分）

豚こま切れ肉…300g
ピーマン…2個
たまねぎ…1/4個
えのき…1/2パック
サラダ油…大さじ1/2
A しょうゆ…大さじ1
おろししょうが…小さじ1/2
おろしにんにく…小さじ1/4
水…大さじ1

作り方

1 ピーマンは細切りにし、たまねぎは薄切りにする。えのきはいしづきを取り、3cm長さに切る。
2 ボウルに豚肉と1を入れ、Aを加えてもみこむ。
3 フライパンにサラダ油をひいて熱し、2を加えて炒める。

食べるときは？

ラップをして電子レンジで温める。

■ 冷蔵2〜3日 / 冷凍不可

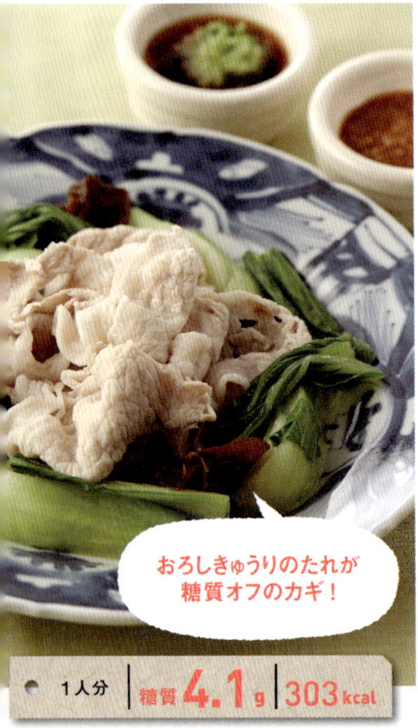
おろしきゅうりのたれが
糖質オフのカギ！

1人分 | 糖質 4.1g | 303kcal

2種のつけだれ含む。

つけだれを手作りするのがポイント

豚しゃぶ

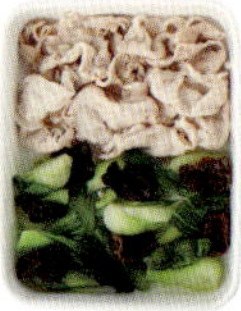

材料（2食分）

しゃぶしゃぶ用豚肉…200g
チンゲン菜…1株
きくらげ…8枚
〈ごまだれ〉
すりごま…大さじ1
しょうゆ…大さじ1
穀物酢…大さじ1/2
おろししょうが…小さじ1/2
〈きゅうりおろしだれ〉
きゅうり（すりおろす）…1/3本分
レモン汁…小さじ1
穀物酢…小さじ1
しょうゆ…小さじ2

食べるときは？

たれを添える。そのまま冷しゃぶとして食べてもおいしい。

作り方

1 チンゲン菜は食べやすい長さに切り、軸は縦4つに切り、葉と分けておく。きくらげは水につけて戻し、固い部分を除き、一口大に切る。
2 鍋に湯（分量外）をわかし、豚肉、チンゲン菜の軸、葉の順にゆでる。
3 たれの材料を合わせて2種のたれを作る。

■ 冷蔵3〜4日 / 冷凍2〜3週間（野菜は不可）

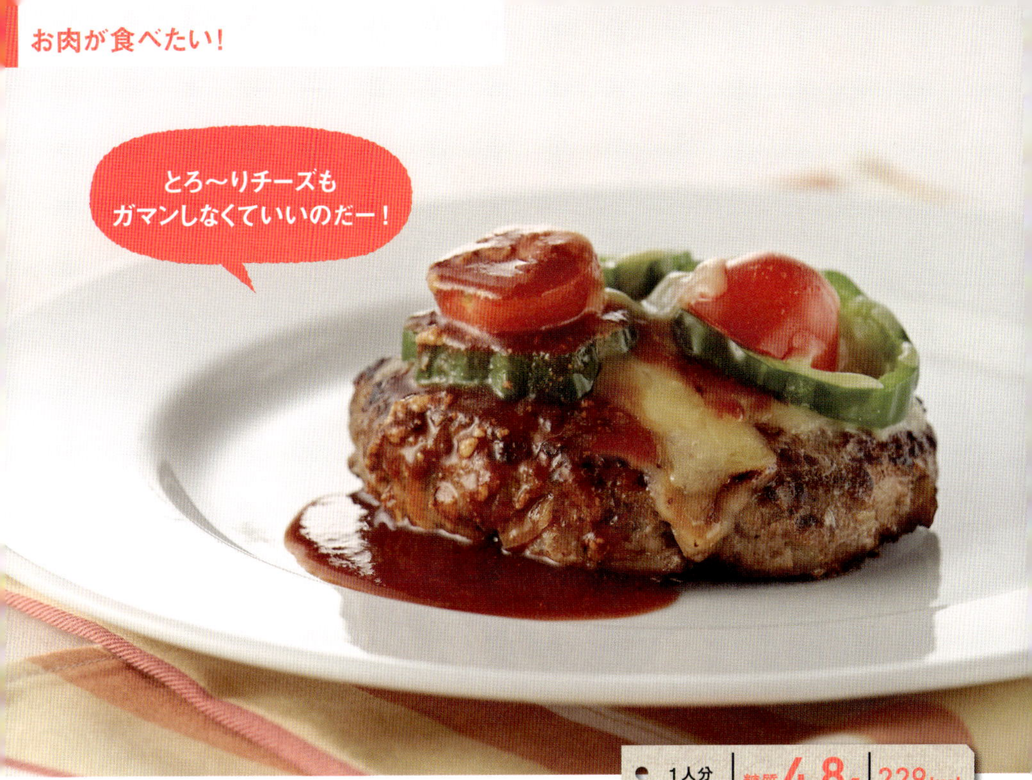
とろ〜りチーズも
ガマンしなくていいのだー！

1人分 | 糖質 4.8g | 229kcal

パン粉を抜いて、マッシュルームでうまみを投入

チーズハンバーグ

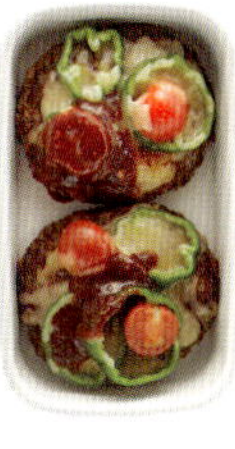

材料（2食分）

合いびき肉…300g
たまねぎ…1/4個
マッシュルーム…5個
卵…1/2個
ピザ用チーズ…30g
ピーマン（輪切り）…1個
プチトマト（半分に切る）…2個
サラダ油…大さじ1/2
塩、こしょう…各少々

〈ソース〉

A
トマトピューレ…大さじ1
ウスターソース…大さじ1
しょうゆ…小さじ1

食べるときは？

ラップをして電子レンジで温める。

作り方

1 たまねぎは薄切りに、マッシュルームはみじん切りにする。ピーマンは輪切りに、プチトマトは半分に切る。
2 合いびき肉に塩、こしょうを加えて混ぜ、卵、たまねぎ、マッシュルームも加えてよく混ぜる。二等分して空気を抜きながら小判型にする。
3 フライパンにサラダ油をひいて熱し、2を入れて焼く。焼き目がついたら返して弱火にし、チーズ、ピーマン、プチトマトをのせ、ふたをして5〜6分蒸し焼きにする。
4 肉を取り出したあとのフライパンにAを加えてひと煮立ちさせ、ソースを作り、ハンバーグにかける。

■ 冷蔵2〜3日 / 冷凍2〜3週間

冷蔵庫にいつも常備したい！

かんたん チャーシュー

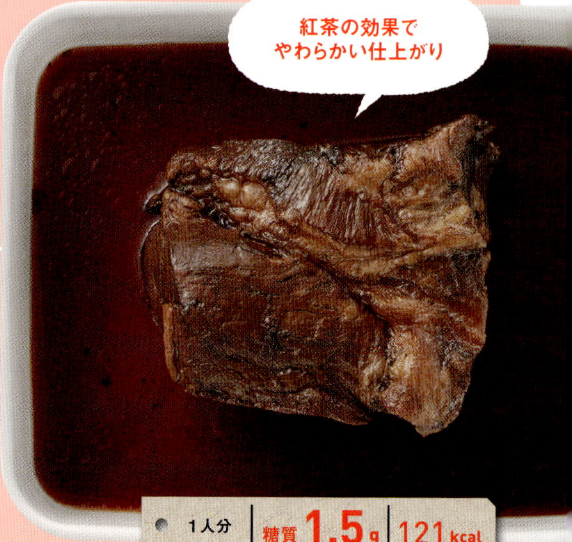

材料（4食分）

豚肩ロース肉
…400g
紅茶のティーバッグ
…1個

A
しょうゆ
…1/2カップ
穀物酢
…1/4カップ
水…3/4カップ

作り方

1 鍋に水を入れて沸騰したら、ティーバッグを入れて煮出し、取り出す。
2 鍋に豚肩ロース肉を入れ、ずらしてふたをし、弱火で1時間ほどゆでる。
3 小鍋にAを入れてひと煮立ちさせ、2を熱いうちに漬ける。あら熱が取れたら冷蔵庫へ入れる。約3時間で味がなじむ。

1人分 | 糖質 1.5g | 121kcal

食べるときは？

食べるぶんだけスライスする。ラップをして電子レンジで温めるか、またはそのままでいただく。

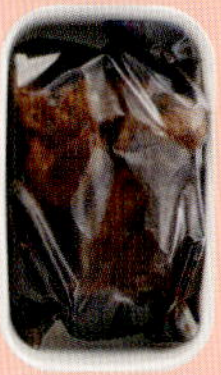

■ 冷蔵7〜8日 /冷凍2〜3週間

作りおきチャーシューアレンジレシピ

1 ねぎチャーシュー

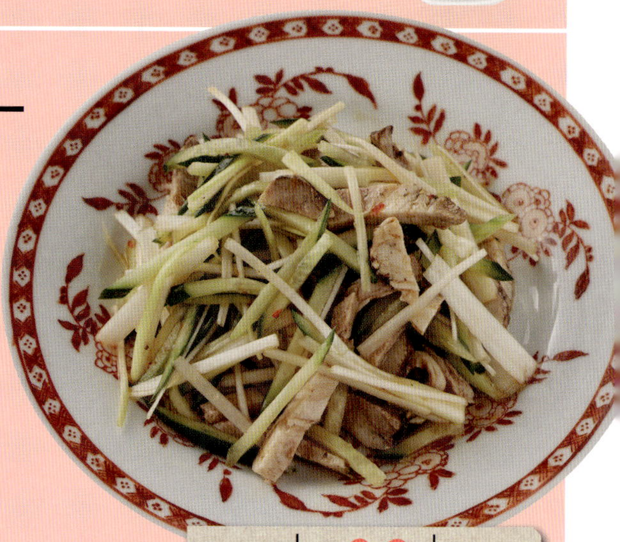

材料（1食分）

チャーシュー…3枚（50g）
長ねぎ…1/4本
きゅうり…1/2本
つけ汁…大さじ1
ごま油…大さじ1/2
豆板醤…少々

作り方

1 チャーシュー、長ねぎときゅうりは細切りにする。
2 つけ汁にごま油、豆板醤を加えて混ぜ、1を和える。

1人分 | 糖質 3.8g | 208kcal

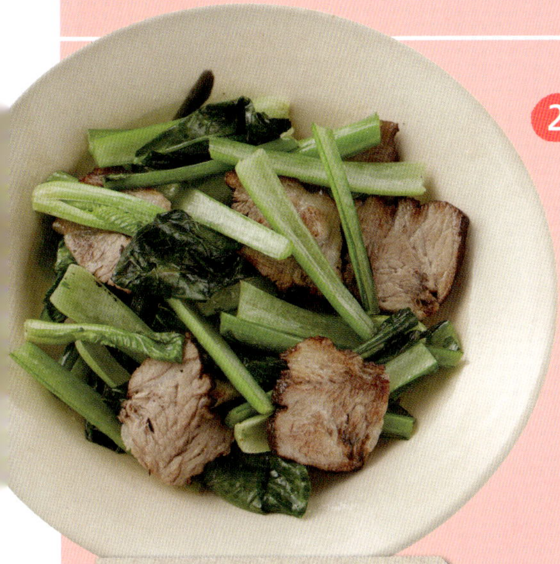

1人分 | 糖質 1.2g | 107kcal

作りおきチャーシューアレンジレシピ

2 小松菜とチャーシューの炒め

材料(1食分)

チャーシュー…3枚(50g)
小松菜…1/3束
ごま油…小さじ1
塩…ふたつまみ

作り方

1 チャーシューは一口大に切る。小松菜は食べやすい長さに切り、葉と軸の部分に分けておく。
2 フライパンにごま油をひいて熱し、チャーシューを炒める。脂が出てきたら軸を加えて炒め、しんなりしたら葉も加え、塩を加えて炒め合わせる。

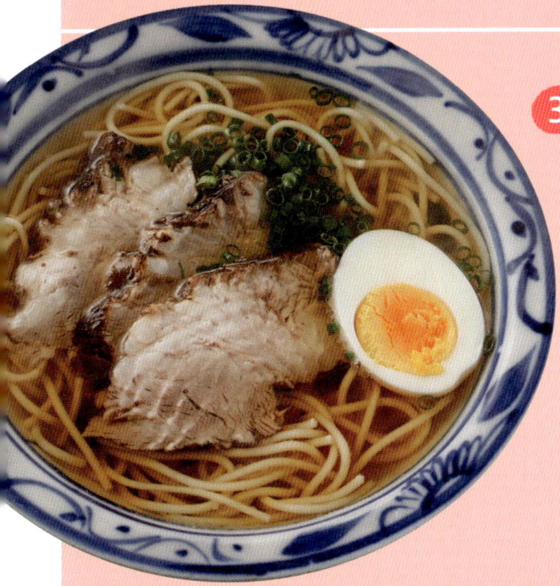

1人分 | 糖質 2.2g | 131kcal

作りおきチャーシューアレンジレシピ

3 チャーシュー麺

材料(1食分)

チャーシュー…3枚(50g)
糖質0g麺…1パック
万能ねぎ…1本
ゆで卵…1/2個
鶏がらスープの素…小さじ1
水…1と1/2カップ
チャーシューのつけ汁…大さじ1と1/2

作り方

1 小鍋に水を入れて火にかけ、沸騰したらスープの素、つけ汁を加える。
2 糖質0g麺を水洗いして水気をきって1に加え、ひと煮立ちさせたら器に盛る。
3 薄切りにしたチャーシュー、ゆで卵、小口切りにした万能ねぎをのせる。

大ブーム中! かんたんに作れておいしい

サラダチキン

サラダにイチオシ!

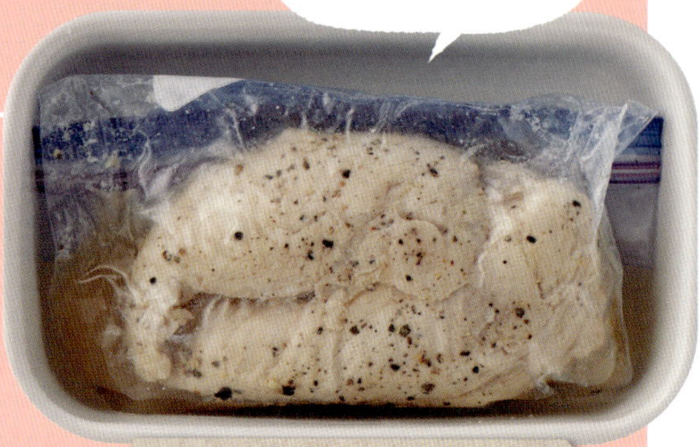

● 1人分 | 糖質 **0.8** g | 220 kcal

1 レモンペッパー味

材料（2食分）

鶏むね肉…300g

A | 塩…小さじ1/4
レモン汁…大さじ1/2
粒こしょう…少々

作り方

1 保存袋にAを入れて混ぜ、鶏むね肉を加えてもみ込む。空気をなるべく抜いて封を閉じる。

2 鍋にたっぷりの水を入れて火にかけ沸騰したら、1を入れる。再沸騰したら火を止め、ふたをしてそのまま冷ます。

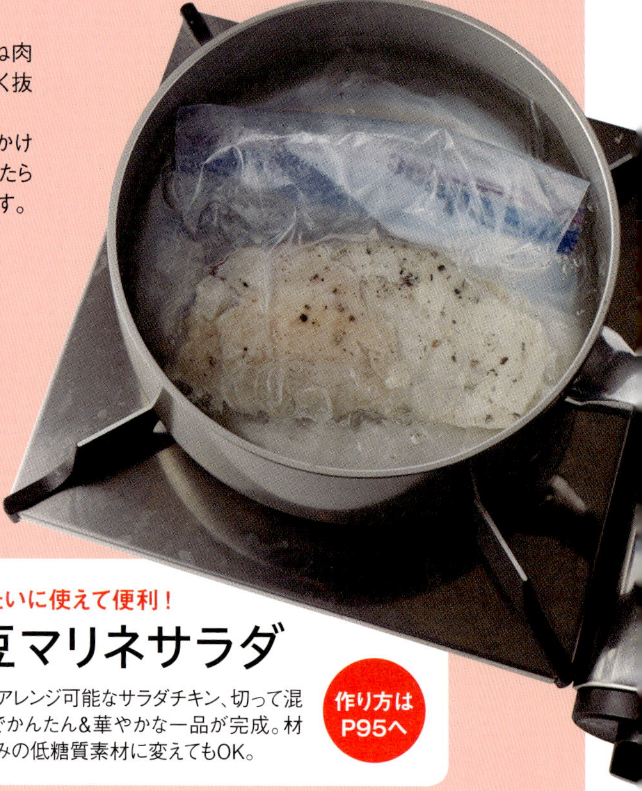

食べるときは?

食べる分だけスライスする。

■ 冷蔵3～4日 / 冷凍2～3週間

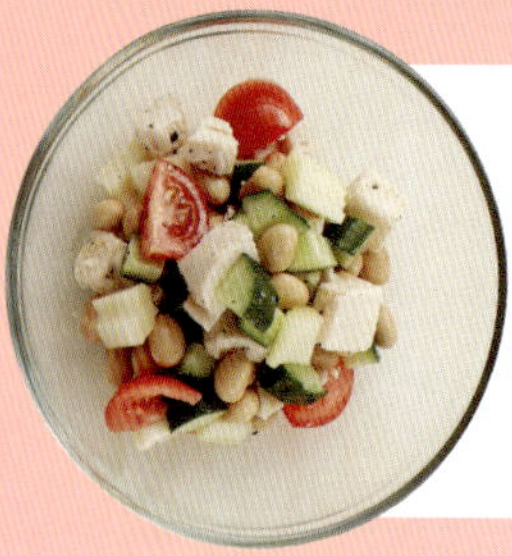

ハムみたいに使えて便利!

大豆マリネサラダ

さまざまにアレンジ可能なサラダチキン、切って混ぜるだけでかんたん&華やかな一品が完成。材料はお好みの低糖質素材に変えてもOK。

作り方は P95へ

サラダチキン 味のバリエーション

おやつにも♪

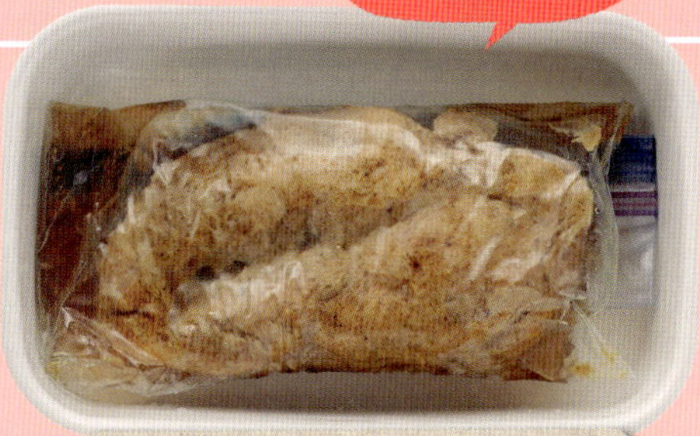

1人分 | 糖質 0.6 g | 222 kcal

② カレー味

材料（2食分）

A カレー粉…小さじ1/2
しょうゆ…小さじ1
水…小さじ1
塩…ひとつまみ

■ 冷蔵3～4日 / 冷凍2～3週間

野菜炒めと好相性

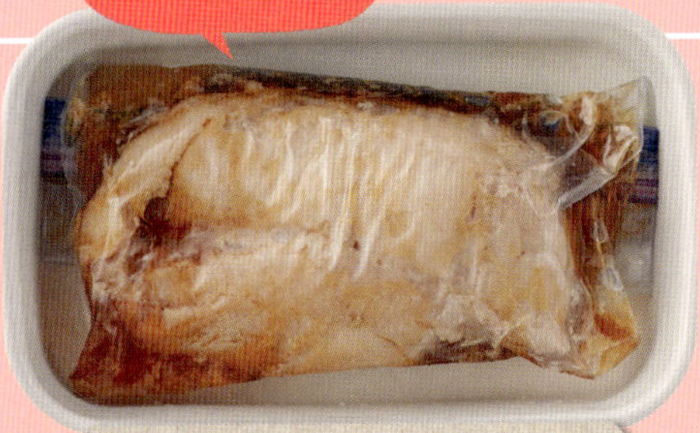

1人分 | 糖質 0.8 g | 222 kcal

③ しょうゆ味

材料（2食分）

A しょうゆ…大さじ1/2
水…小さじ1
おろししょうが…小さじ1/4

■ 冷蔵3～4日 / 冷凍2～3週間

マヨや卵と名コンビ

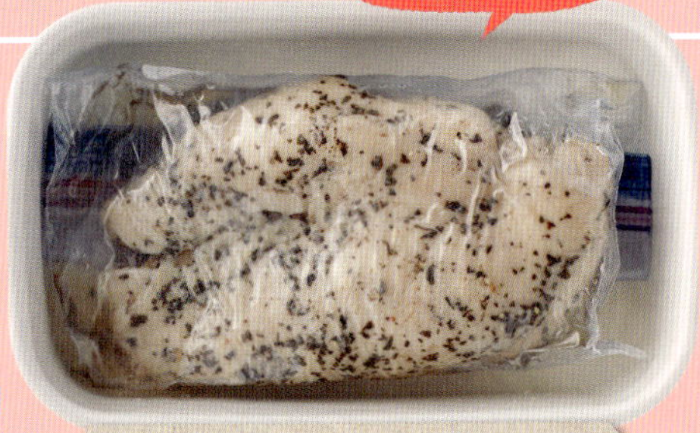

1人分 | 糖質 0.3 g | 218 kcal

④ ハーブ味

材料（2食分）

A ドライバジル…小さじ1/4
水…大さじ1/2
塩…小さじ1/4

■ 冷蔵3～4日 / 冷凍2～3週間

やっぱりマヨネーズ！

マヨネーズもＯＫ！　ケチャップや中濃ソースなど、要注意調味料が数多くあるなかで、これはうれしい大発見！　マヨネーズの脂分とうまみの偉大なパワーが味方になるんですから!!　マヨラーだけでなく、すべてのダイエッターの満足感も満腹感も満たします。

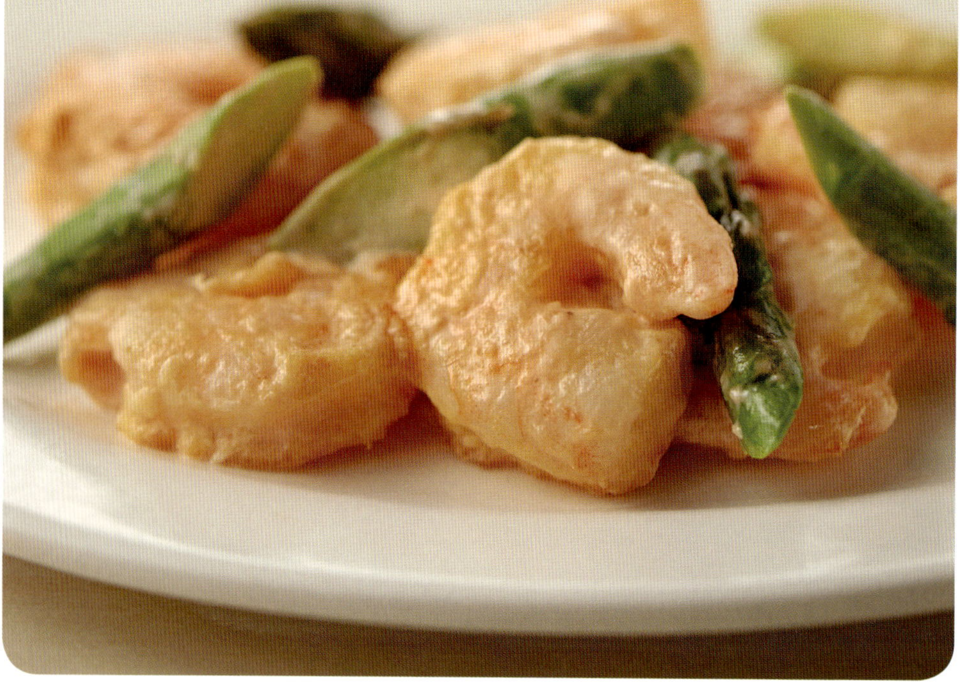

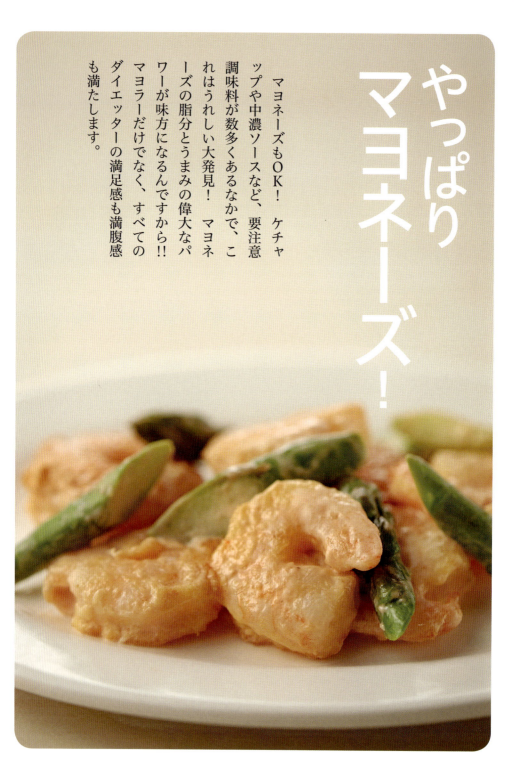

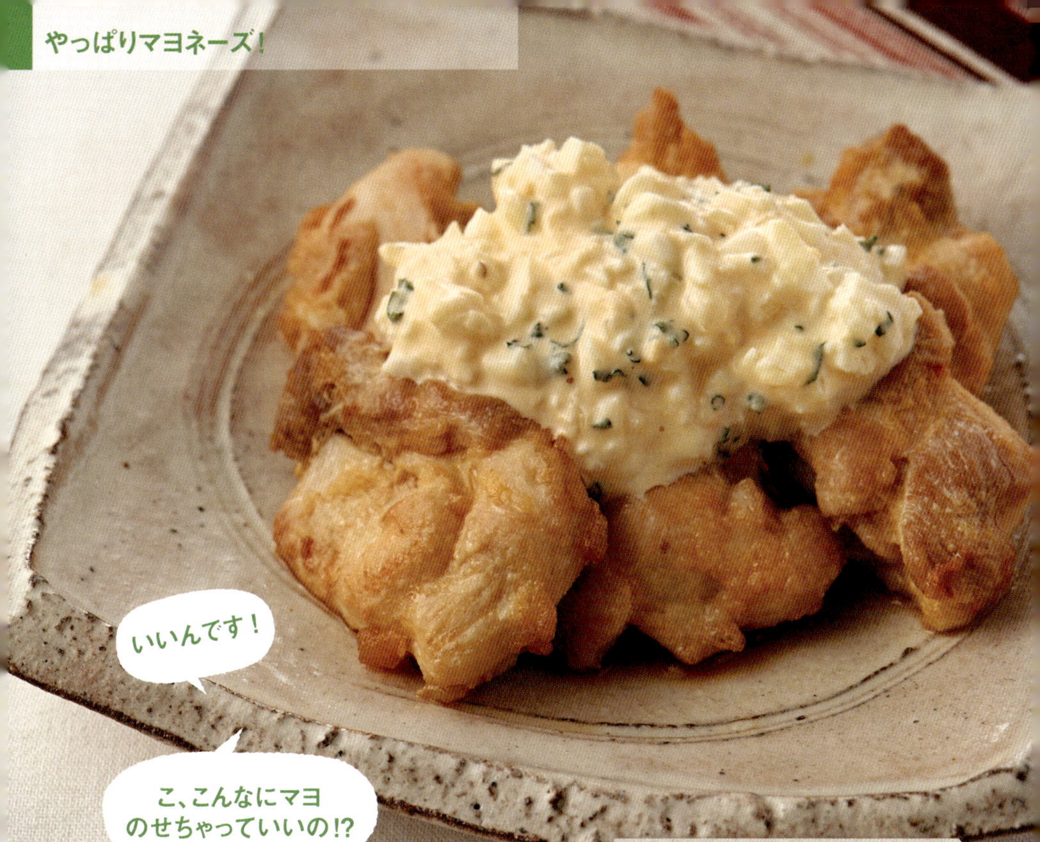
いいんです!
こ、こんなにマヨ
のせちゃっていいの!?

● 1人分 | 糖質 2.7g | 659kcal

揚げ物+マヨだけど糖質はたったの2.7g!

チキン南蛮

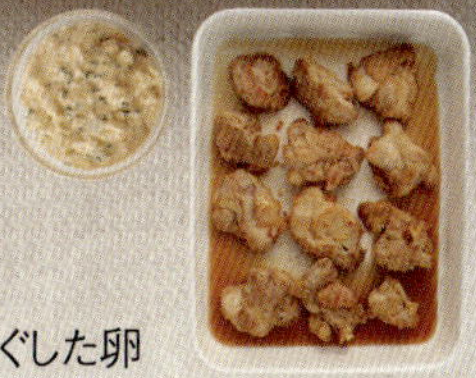

材料(2食分)

鶏もも肉…1枚(300g)
卵…1個
A | しょうゆ…大さじ1
　| 穀物酢…大さじ1
　| 水…大さじ1/2
B | ゆで卵(粗みじん切り)…1個
　| マヨネーズ…大さじ5
　| たまねぎ(みじん切り)…大さじ2
　| パセリ(みじん切り)…大さじ1
　| 塩、こしょう…少々
サラダ油…適量

作り方

1 鶏もも肉は一口大に切り、割りほぐした卵をもみ込む。
2 フライパンにサラダ油を高さ1cmくらい入れて熱し、1を入れて両面を揚げ焼きにする。
3 Aの調味料を合わせ、2が熱いうちにつける。Bを合わせてタルタルソースを作る。

食べるときは?

ラップをして電子レンジで温める。
タルタルソースを添える。

■ 冷蔵4日 / 冷凍2~3週間
(タルタルソースは2日、冷凍不可)

食べごたえがあって栄養満点！

アボカドサラダ

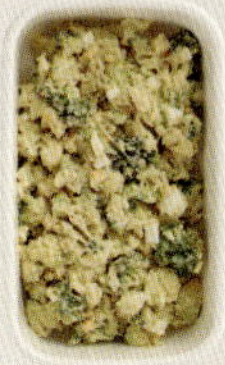

材料（2食分）

アボカド…1個
ブロッコリー…1/4株
ゆで卵…1個
レモン汁…少々
A｜マヨネーズ…大さじ2
｜粒マスタード…小さじ1
｜塩、こしょう…各少々

作り方

1 アボカドは縦半分に切り、種をとり皮を除いて一口大に切って、レモン汁をかける。ブロッコリーは小房に分けて2〜3分ゆでる。

2 ボウルにゆで卵を入れ、フォークで粗くつぶし、Aを加えて混ぜ、1を和える。

● 1人分 | 糖質 2.0g | 280kcal

食べるときは？

そのまま食べる。

■ 冷蔵1〜2日 / 冷凍不可

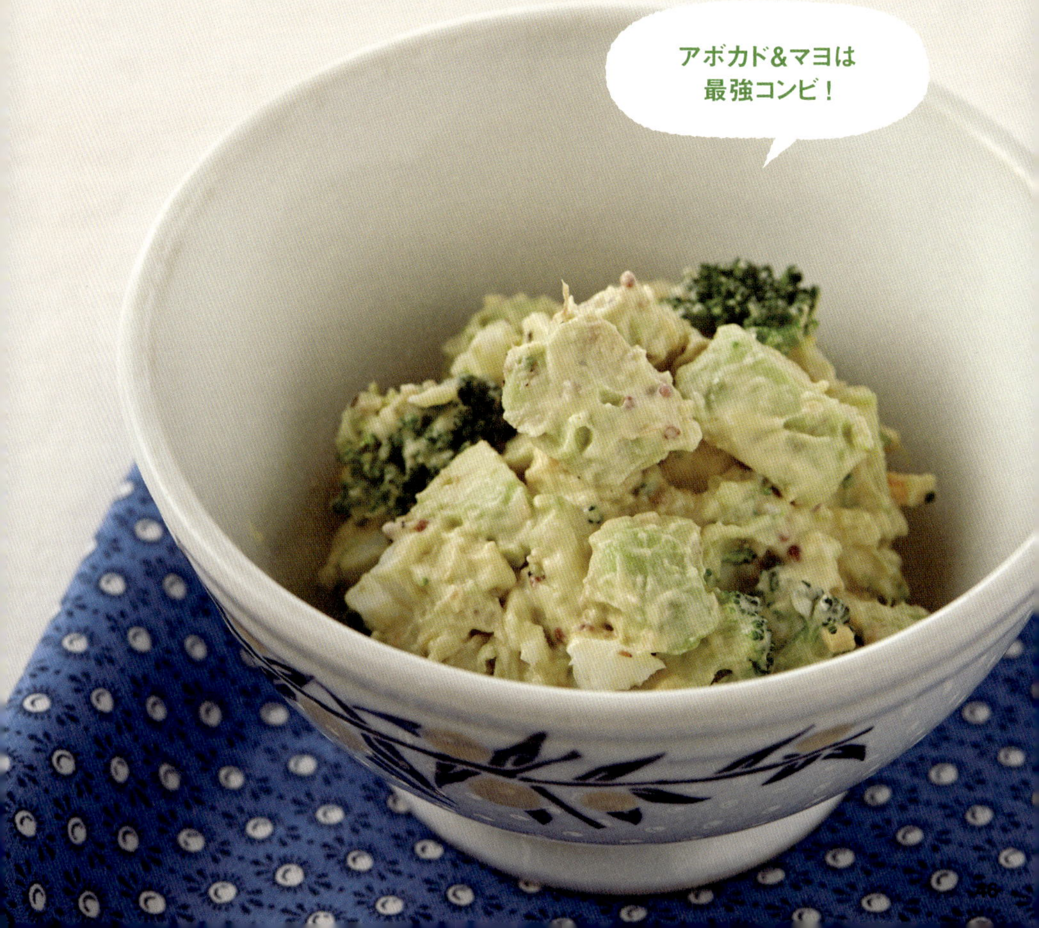

ケチャップじゃなくてマヨでどうぞ

マヨオムレツ

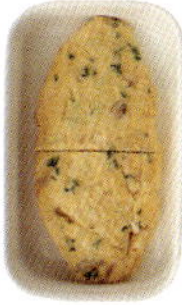

材料（2食分）

卵…3個
パセリ…1枚
A｜ツナ…1/2缶
　｜マヨネーズ…大さじ2
　｜塩、こしょう…各少々
オリーブオイル…小さじ1
マヨネーズ…小さじ1

食べるときは？

ラップをして電子レンジで温める。マヨネーズをのせる。

■ 冷蔵3～4日 / 冷凍1～2週間

作り方

1 ボウルに卵を割りほぐし、粗みじん切りにしたパセリ、Aを加えて混ぜる。
2 フライパンにオリーブオイルをひいて熱し、1を入れる。混ぜながら半熟まで火を通してオムレツの形に整え、中火で焼きあげる。

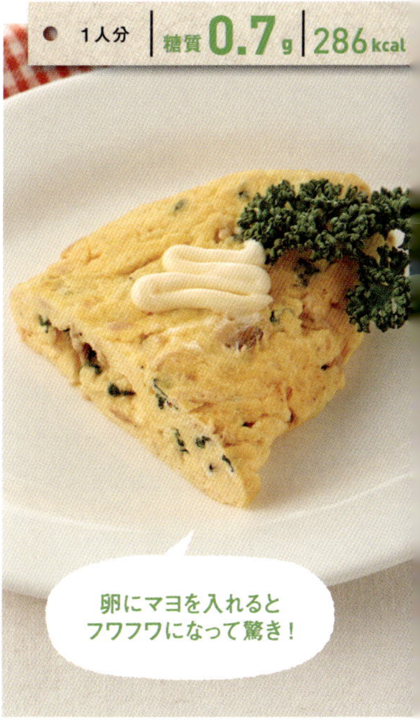
1人分 | 糖質 0.7g | 286kcal
卵にマヨを入れると
フワフワになって驚き！

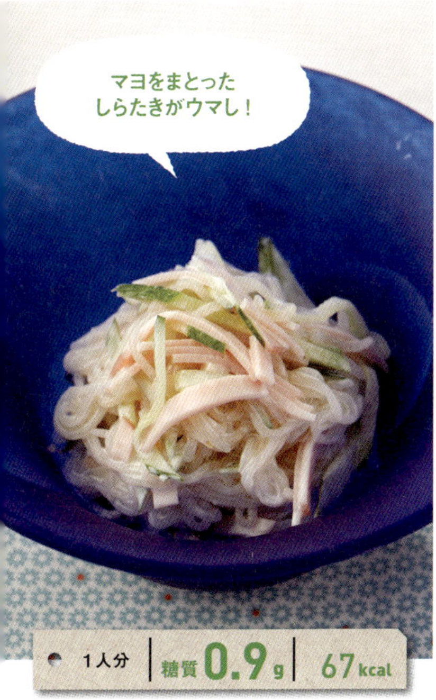
マヨをまとった
しらたきがウマし！
1人分 | 糖質 0.9g | 67kcal

糖質1g以下はしらたきのおかげ

しらたきのマヨサラ

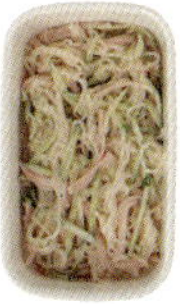

材料（2食分）

しらたき…1/2パック
きゅうり…1/2本
ハム…2枚
マヨネーズ…大さじ1
しょうゆ…小さじ1/2
塩、こしょう…各少々

食べるときは？

そのまま食べる。

■ 冷蔵3～4日 / 冷凍不可

作り方

1 しらたきは1口長さに切り、熱湯でゆでてざるに上げる。しょうゆをふりかけ、あら熱がとれるまで冷ます。きゅうり、ハムは細切りにする。
2 1をマヨネーズであえ、塩、こしょうで味を調える。

糖質が少ないえびのごちそうメニュー

えびマヨ

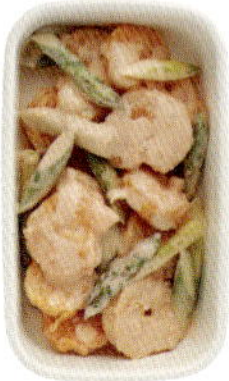

材料（2食分）

むきえび…200g
卵…1個
アスパラガス…3本
A｜マヨネーズ…大さじ2
　｜無糖ヨーグルト…大さじ1
　｜トマトピューレ…大さじ1/2
　｜レモン汁…少々
　｜塩、こしょう…各少々
サラダ油…小さじ2＋大さじ2

食べるときは？

ラップをして電子レンジで温める。

作り方

1 えびは背わたをとり、割りほぐした卵をもみこむ。アスパラガスは斜め切りにする。
2 フライパンにサラダ油小さじ2をひいて熱し、アスパラガスを加え塩少々（分量外）をふり、さっと炒めて取り出す。
3 フライパンにサラダ油大さじ2を加え、えびを加えて両面をこんがりと焼く。
4 ボウルにAを入れて混ぜ、2と3を和える。

■ 冷蔵2〜3日 / 冷凍不可

いくつでも食べられそう！

1人分 | 糖質 2.2g | 380kcal

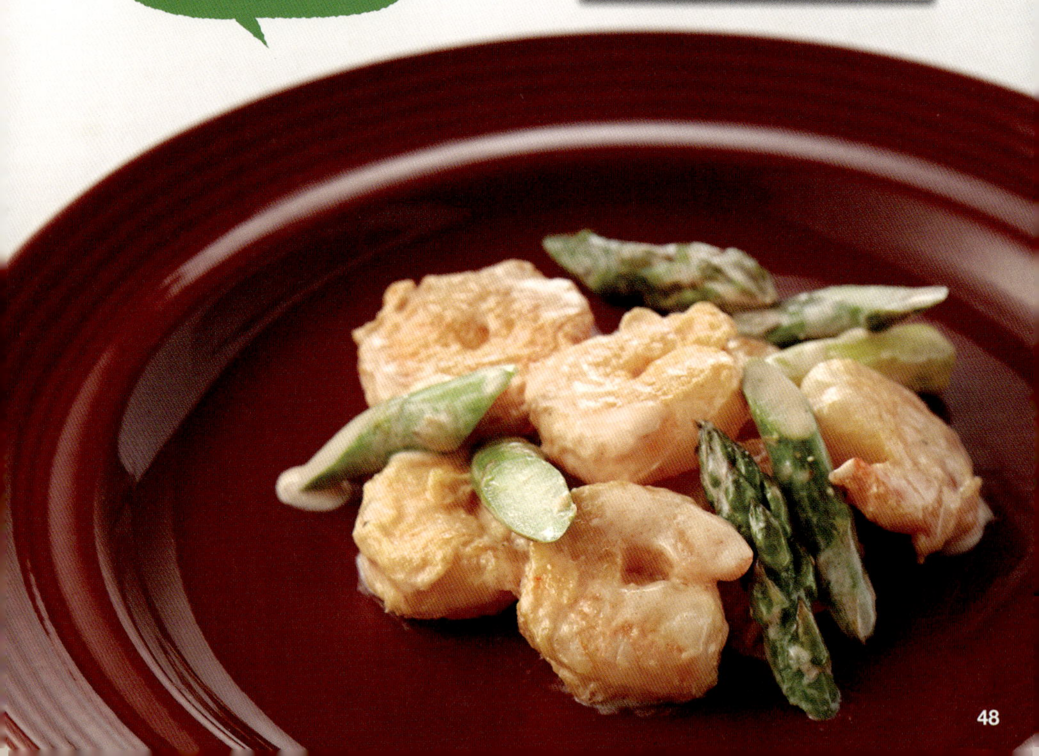

ダイエットの味方食材、おからの新アレンジ

おからのポテサラ風

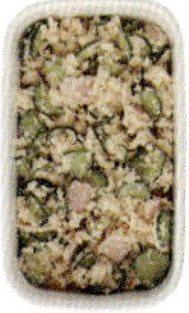

材料（2食分）

おから…80g
きゅうり…1本
ハム…2枚
穀物酢…大さじ1/2
A｜マヨネーズ…大さじ3
｜無糖ヨーグルト
｜…大さじ1と1/2
｜しょうゆ…小さじ1
｜塩、こしょう…各少々

食べるときは？

冷蔵庫から出してそのまま食べる。

■ 冷蔵2〜3日 / 冷凍不可

作り方

1 きゅうりは小口切りにし、塩少々をふってしんなりしたら水気をしぼる。ハムは細切りにする。
2 おからを電子レンジ対応の容器に入れ、ラップをかけずに電子レンジ（600w）で1分半加熱し、穀物酢をふって混ぜ、あら熱をとる。
3 ボウルにAを入れて混ぜ、1と2を和える。

1人分 | 糖質3.4g | 213

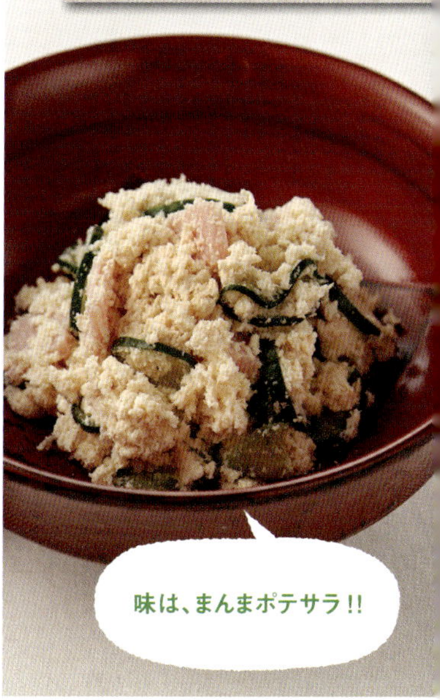
味は、まんまポテサラ!!

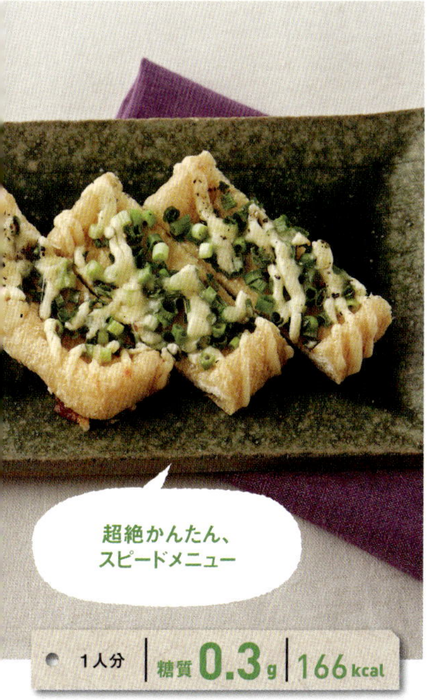
超絶かんたん、
スピードメニュー

1人分 | 糖質0.3g | 166kcal

油揚げ×マヨ×チーズ＝低糖質！

油揚げのマヨチーズ焼き

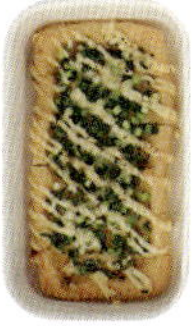

材料（2食分）

油揚げ…1枚
万能ねぎ…3本
ピザ用チーズ…5g
マヨネーズ…大さじ1
七味唐辛子…少々

食べるときは？

ラップをかけずに電子レンジにかけるか、オーブントースターで温め直す。

■ 冷蔵3〜4日 / 冷凍不可

作り方

1 油揚げは2㎝幅に切る。万能ねぎは小口切りにする。
2 油揚げに万能ねぎをかけ、マヨネーズを絞り、チーズをのせ、オーブントースターでこんがりと焼く。
3 好みで七味唐辛子をふる。

魅惑のチーズ料理

ありがた&驚きの糖質オフ食材、その3はチーズ。これまでは禁断だったチーズとろ〜りのあつあつ料理も、どんどん食べてＯＫです！　しかもチーズはうまみの塊。一緒に合わせる食材を何倍もおいしくしてくれます。たくさん使うのもよし、ソース的に使うのもよし。いろんな味わい方を発見して。

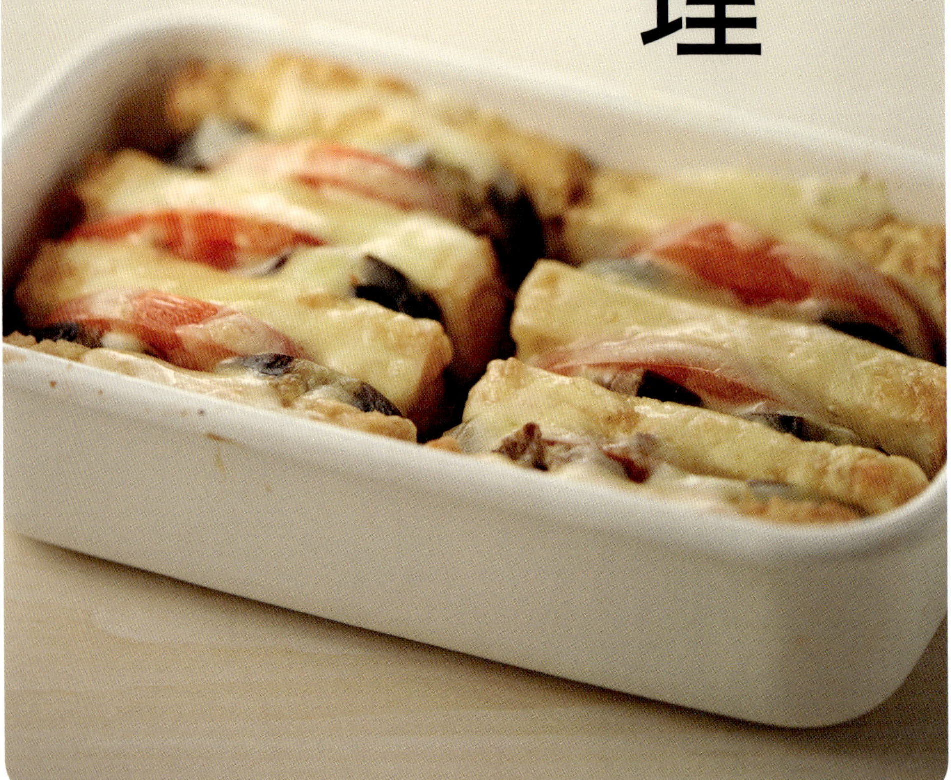

ダイエットの味方、カルシウムもたっぷり

えびグラタン

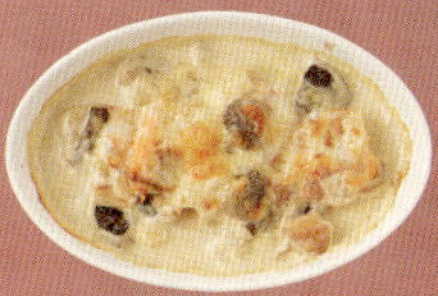

材料(2食分)

むきえび…100g
しいたけ…3個
マッシュルーム…1/2パック
ベーコン…1.5枚
たまねぎ…1/4個
バター…大さじ1/2
豆乳(無調整)…1/2カップ
生クリーム…1/2カップ
ピザチーズ…40g
こしょう…少々

作り方

1 しいたけは4つに、マッシュルームは半分に切る。ベーコンとたまねぎは1cm角に切る。
2 フライパンにバターを入れて熱し、ベーコン、たまねぎ、えび、しいたけ、マッシュルームの順に加えて塩、こしょうをふって炒める。
3 豆乳、3/4量のチーズを加えて煮つめる。
4 生クリームを加え、ひと煮立ちしたら耐熱容器に移し、残りのチーズ10gをのせ、オーブントースターで焼き目がつくまで焼く。

● 1人分 | 糖質 5.5g | 460kcal

食べるときは?

ラップをして電子レンジで温める。

■ 冷蔵3～4日 / 冷凍2～3週間

あきらめていた
グラタンも食べられる!

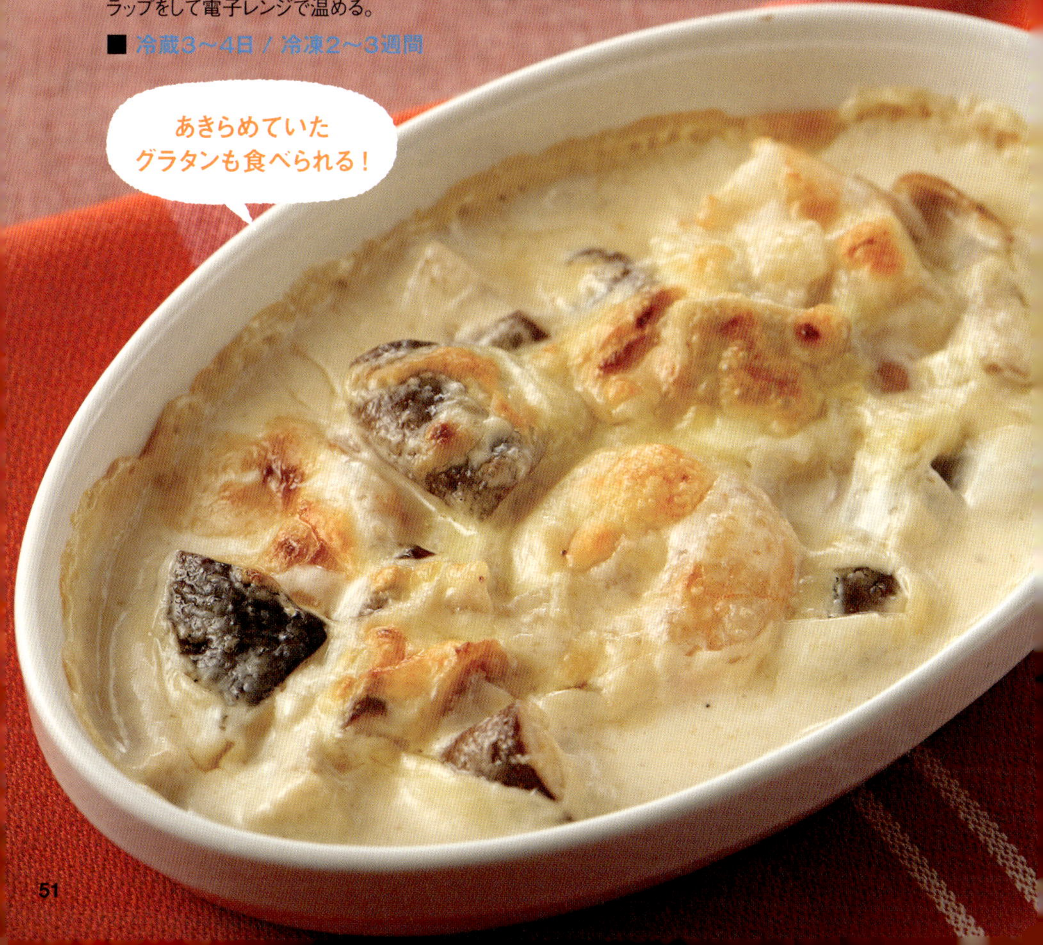

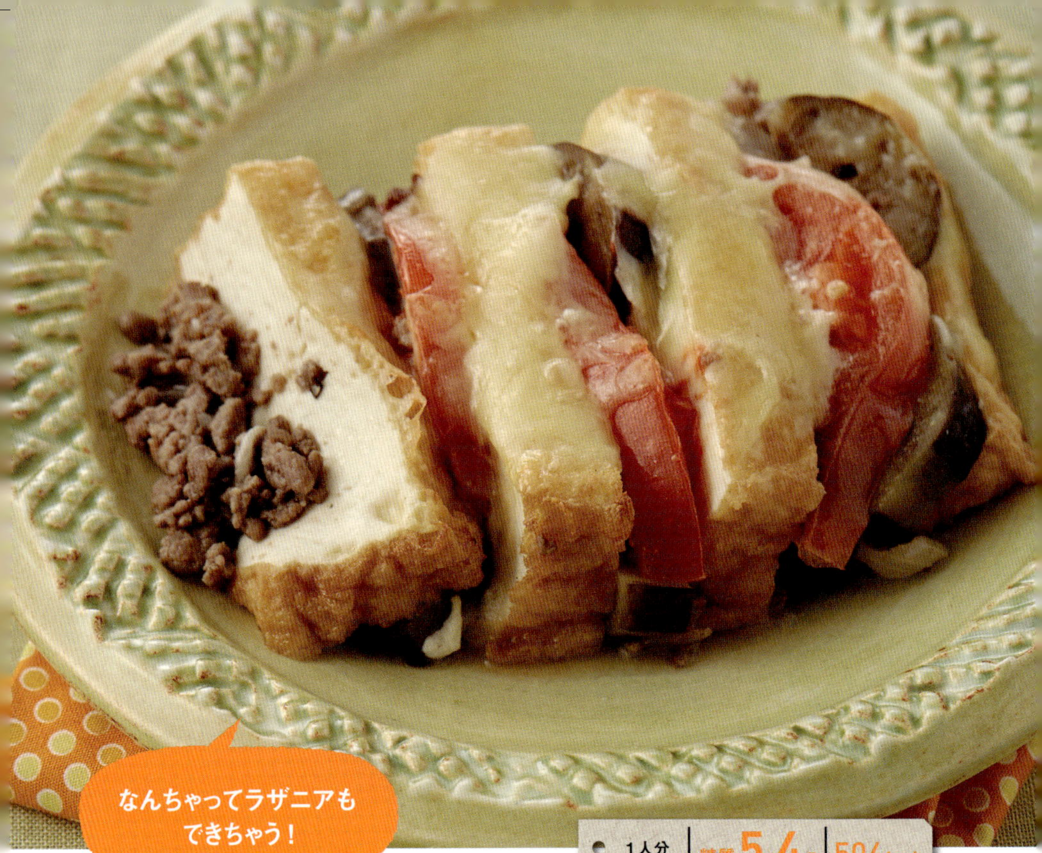

なんちゃってラザニアも
できちゃう!

1人分 | 糖質 5.4g | 504kcal

厚揚げがごはんの代わりになって腹もちばつぐん

厚揚げとひき肉のチーズ焼き

材料(2食分)

厚揚げ…1枚
合いびき肉…150g
たまねぎ…1/4個
なす…1本
トマト…中1/2個
ピザチーズ…30g
おろしにんにく…小さじ1/2
オリーブオイル…大さじ1/2
塩、こしょう…各少々

■ 冷蔵2〜3日 / 冷凍不可

作り方

1 厚揚げは8等分に切る。たまねぎは薄切りにする。なすは縞目に皮をむき、1㎝幅に切る。トマトは6等分の薄切りにする。
2 フライパンにオリーブオイルをひいて熱し、たまねぎ、にんにく、合いびき肉、なすの順に加え、塩、こしょうをふって炒める。
3 耐熱容器に厚揚げ、2、トマトを順に並べ入れ、チーズをかける。オーブントースターでチーズが溶けるまで焼く。

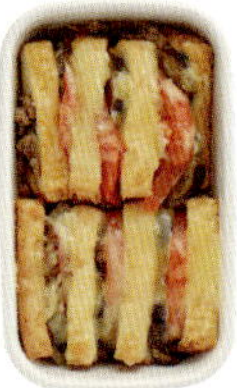

食べるときは?

ラップをかけずに電子レンジで温めるか、オーブントースターで温める。

カマンベールはチーズのなかでも特に低糖質

白菜カマンベール

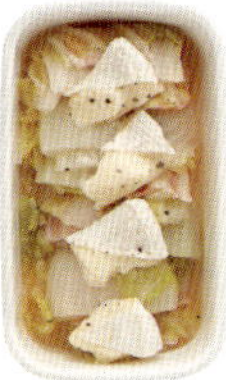

材料（2食分）

白菜…1/4個
ベーコン…4枚
カマンベールチーズ…1/2個
コンソメ…小さじ1
水…1/2カップ
こしょう…少々

食べるときは？

ラップをして電子レンジで温める。

作り方

1 白菜とベーコンを重ね、鍋の深さに合わせて切る。切り口を立てて鍋に入れ、コンソメ、水を加え、ふたをして火にかける。
2 白菜がやわらかくなったら火を止め、四等分にしたカマンベールをのせ、こしょうをふる。

■ 冷蔵2～3日 / 冷凍不可

1人分 | 糖質5.4g | 174kcal

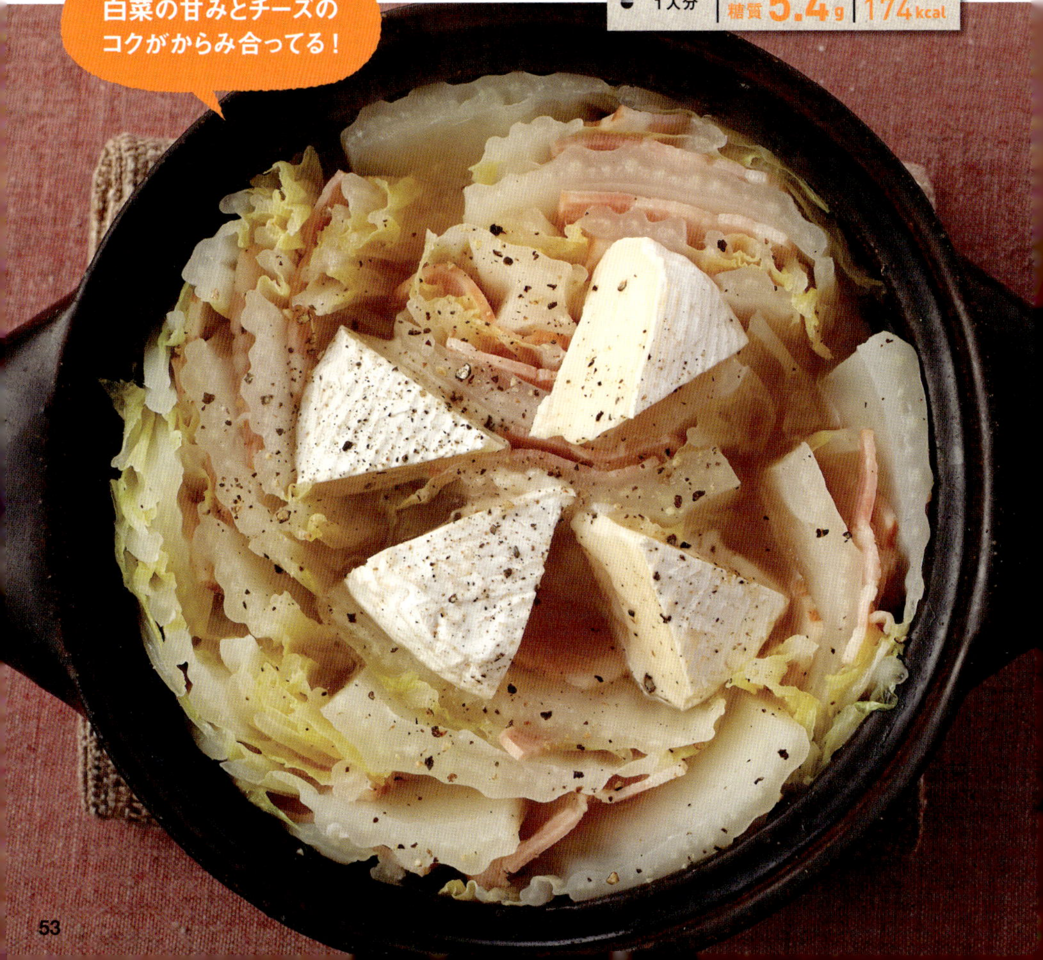
白菜の甘みとチーズの
コクがからみ合ってる！

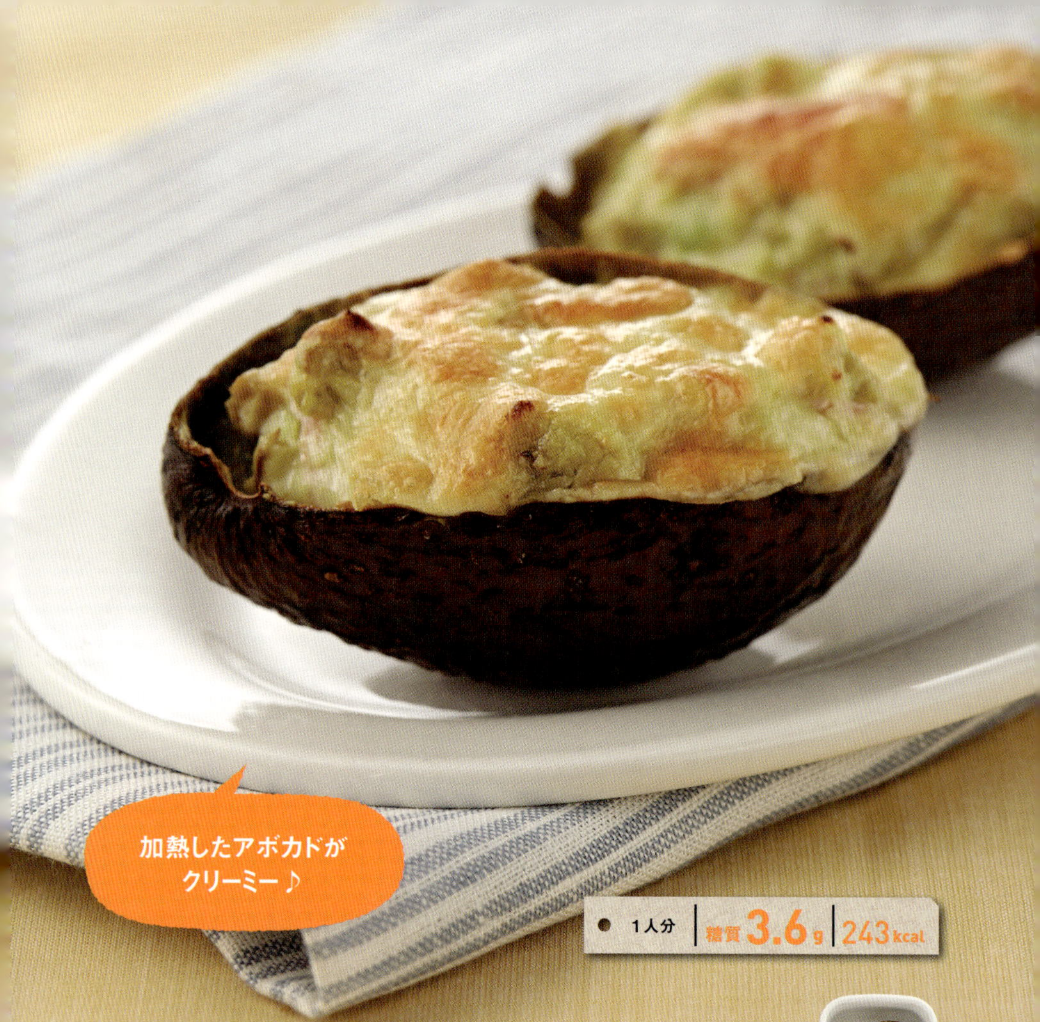

加熱したアボカドが
クリーミー♪

● 1人分 | 糖質 3.6g | 243kcal

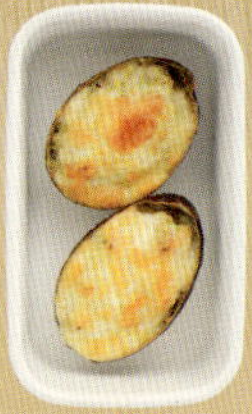

サイズが決まっているから食べ過ぎない

アボカドグラタン

材料（2食分）

アボカド…1個
ベーコン…1枚
たまねぎ…1/4個
ピザチーズ…20g
A | マヨネーズ…大さじ1
  | レモン汁…小さじ1
  | おろしにんにく…小さじ1/4
  | 塩、こしょう…各少々

作り方

1 アボカドは半分に切り種を除き、身を取り出す。ベーコンは細切り、たまねぎは薄切りにする。
2 ボウルに1とAを入れ、フォークでざっとつぶしながら混ぜる。
3 アボカドの皮に2を半量ずつ詰め、チーズをのせてオーブントースターで焼き目がつくまで焼く。

食べるときは？

ラップをして電子レンジで温める。

■ 冷蔵2〜3日 / 冷凍2〜3週間

お弁当にもぴったりの和風レシピ

えのきとチーズの豚肉巻き

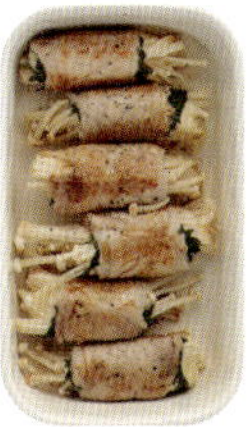

材料(2食分)

豚肉(しゃぶしゃぶ用)…100g
えのき…1パック
大葉…6枚
スライスチーズ…3枚
オリーブオイル…小さじ1
しょうゆ、こしょう…各少々

食べるときは?

ラップをして電子レンジで温める。

作り方

1 えのきはいしづきをとる。スライスチーズは2つに切る。
2 豚肉を広げ、大葉1枚、チーズ1/2枚、えのき1/6量をのせて巻く。同様に6個作る。
3 フライパンにオリーブオイルを入れて熱し、1の巻き終わりを下にして入れ、転がしながら焼く。最後にしょうゆをまわし入れ、こしょうをふる。

■ 冷蔵2～3日 / 冷凍不可

香り、うまみ、コク、脂のかけあわせでめちゃウマ

1人分 | 糖質 2.7g | 256kcal

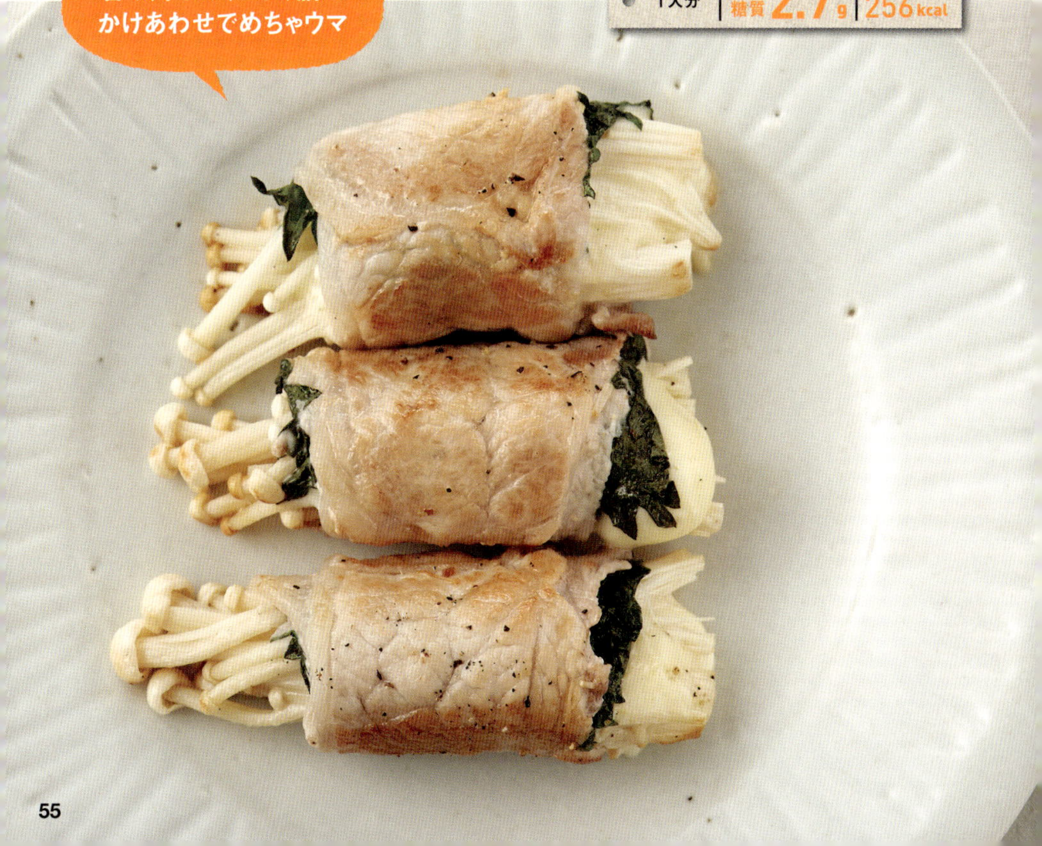

栄養バランス抜群の洋風茶わん蒸し

ココットキッシュ

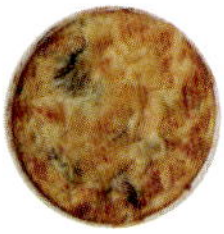

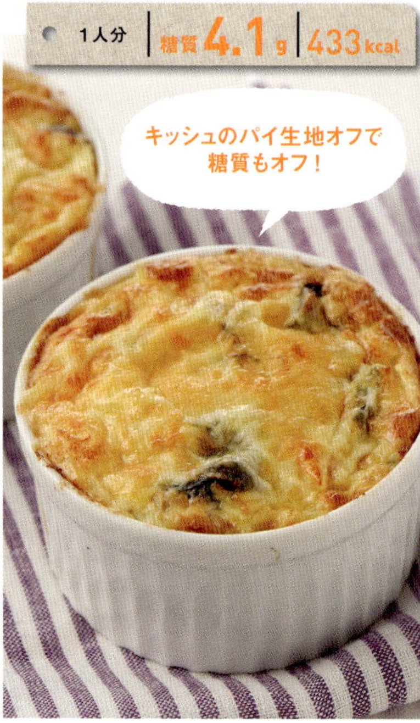
1人分
糖質4.1g
433kcal
キッシュのパイ生地オフで
糖質もオフ！

材料（2食分）

ほうれん草…1/4束
ベーコン…1枚
しめじ…1/2パック
たまねぎ…1/4個
卵…1個
チーズ…50g
おろしにんにく…小さじ1/2
バター…大さじ1/2
A 生クリーム…1/2カップ
　塩、こしょう、ナツメグ…各少々

食べるときは？

ラップをして電子レンジで温める。

■ 冷蔵2〜3日 / 冷凍2〜3週間

作り方

1 ほうれん草はゆでて水にとり、3cm長さに切る。ベーコンは細切り、しめじはいしづきをとり小房に分け、たまねぎは薄切りにする。
2 フライパンにバターを入れて熱し、たまねぎ、にんにく、ベーコンを加えて炒め、たまねぎがしんなりしたら、しめじとほうれん草を加えて炒める。
3 ボウルに卵を割りほぐし、A、半量のチーズを加えて混ぜ、2を加え混ぜる。
4 ココット2つに3を半量ずつ入れ、残りのチーズをかけ、オーブントースターで約20分焼く。

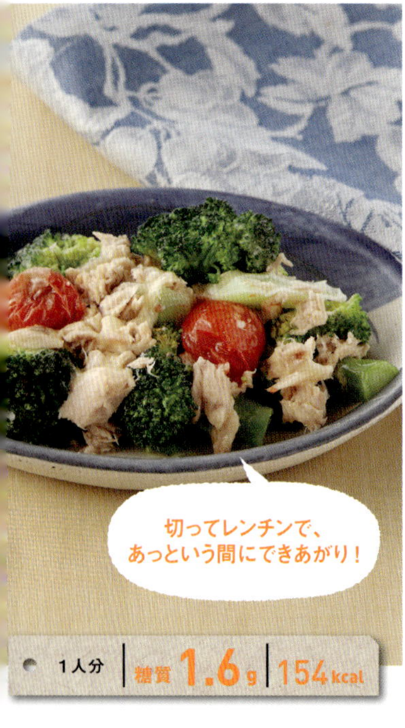
切ってレンチンで、
あっという間にできあがり！
1人分
糖質1.6g
154kcal

低糖質のツナでうまみをプラス

チーズホットサラダ

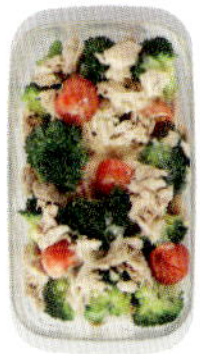

材料（2食分）

ブロッコリー…2/3株
プチトマト…3個
ツナ…1缶
ピザ用チーズ…30g
塩…ひとつまみ

食べるときは？

ラップをして電子レンジで温める。

■ 冷蔵2〜3日 / 冷凍不可

作り方

1 ブロッコリーは小房にわけ、茎は皮をむいて乱切りにする。プチトマトは半分に切る。
2 電子レンジ対応の容器に1を入れ、塩をふり、ツナをのせ、チーズをかける。
3 ラップをかけて電子レンジ（600w）で3分加熱する。

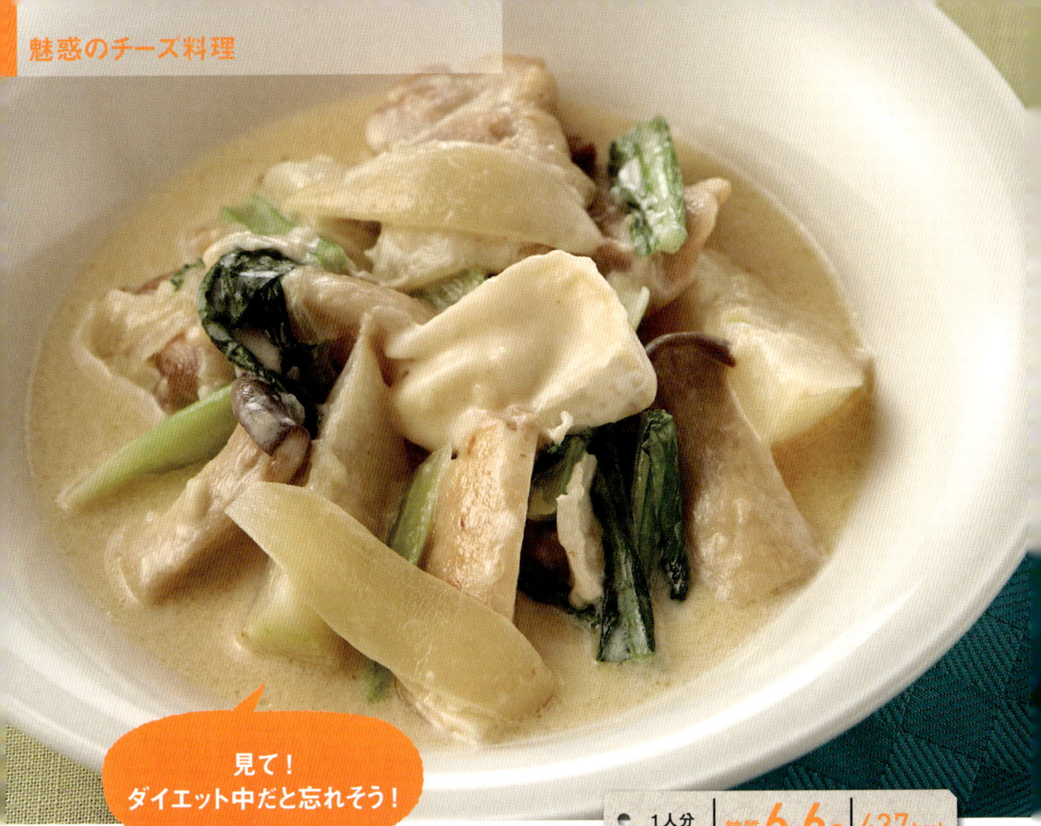

見て！
ダイエット中だと忘れそう！

1人分 | 糖質 6.6g | 437kcal

じゃがいも代わりのかぶがいい味出してます

チーズたっぷりシチュー

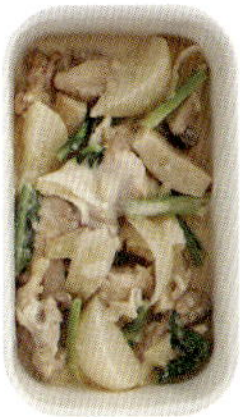

材料（2食分）

鶏もも肉…1枚（200g）
かぶ（葉つき）…1個
エリンギ…1本
たまねぎ…1/4個
豆乳（無調整）…1カップ
カマンベールチーズ…1/2個
バター…大さじ1/2
水…1カップ
コンソメ…小さじ1/2
塩、こしょう…各少々

食べるときは?

ラップをして電子レンジで温める。

■ 冷蔵2〜3日 / 冷凍不可

作り方

1 鶏もも肉は、一口大に切る。かぶは皮つきのまま6つのくし形に切り、葉は4cm長さに切る。たまねぎはくし形切り、エリンギは長さを半分に切り、縦4つに切る。
2 フライパンにバターを入れて熱し、鶏もも肉を加えて両面を焼く。
3 たまねぎ、かぶの根、エリンギの順に加えて炒め、水、コンソメを加える。沸騰したらずらしてふたをし、弱火で10分ほど煮る。
4 豆乳を加えてひと煮立ちしたら火を止め、チーズを加えて全体を混ぜる。かぶの葉も加え、塩、こしょうで味を調える。

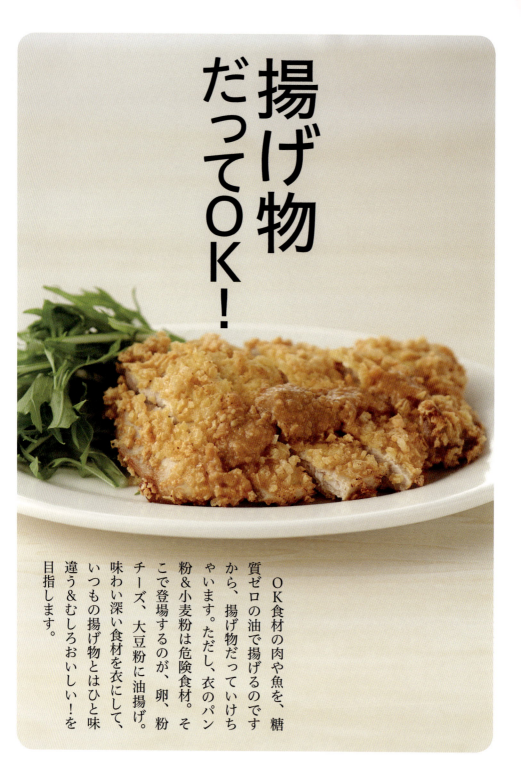

揚げ物だってＯＫ！

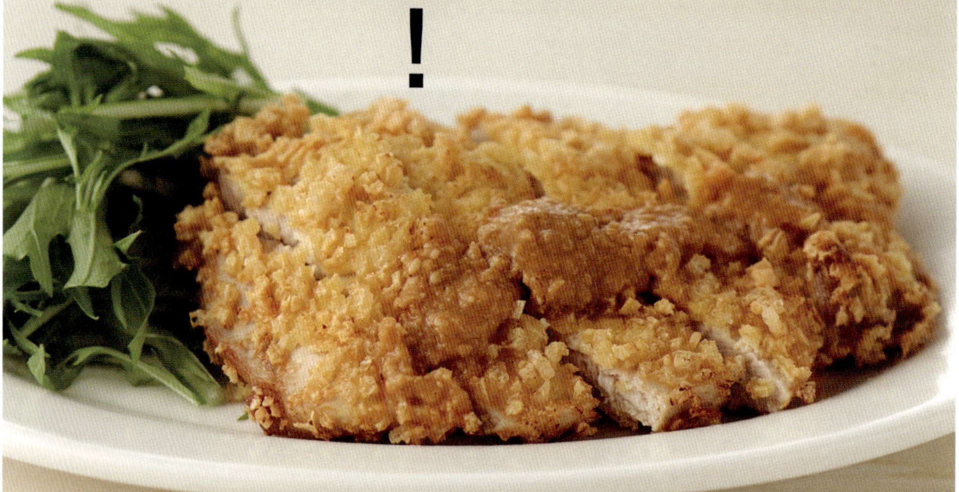

ＯＫ食材の肉や魚を、糖質ゼロの油で揚げるのですから、揚げ物だっていけちゃいます。ただし、衣のパン粉&小麦粉は危険食材。そこで登場するのが、卵、粉チーズ、大豆粉に油揚げ。味わい深い食材を衣にして、いつもの揚げ物とはひと味違う&むしろおいしい！を目指します。

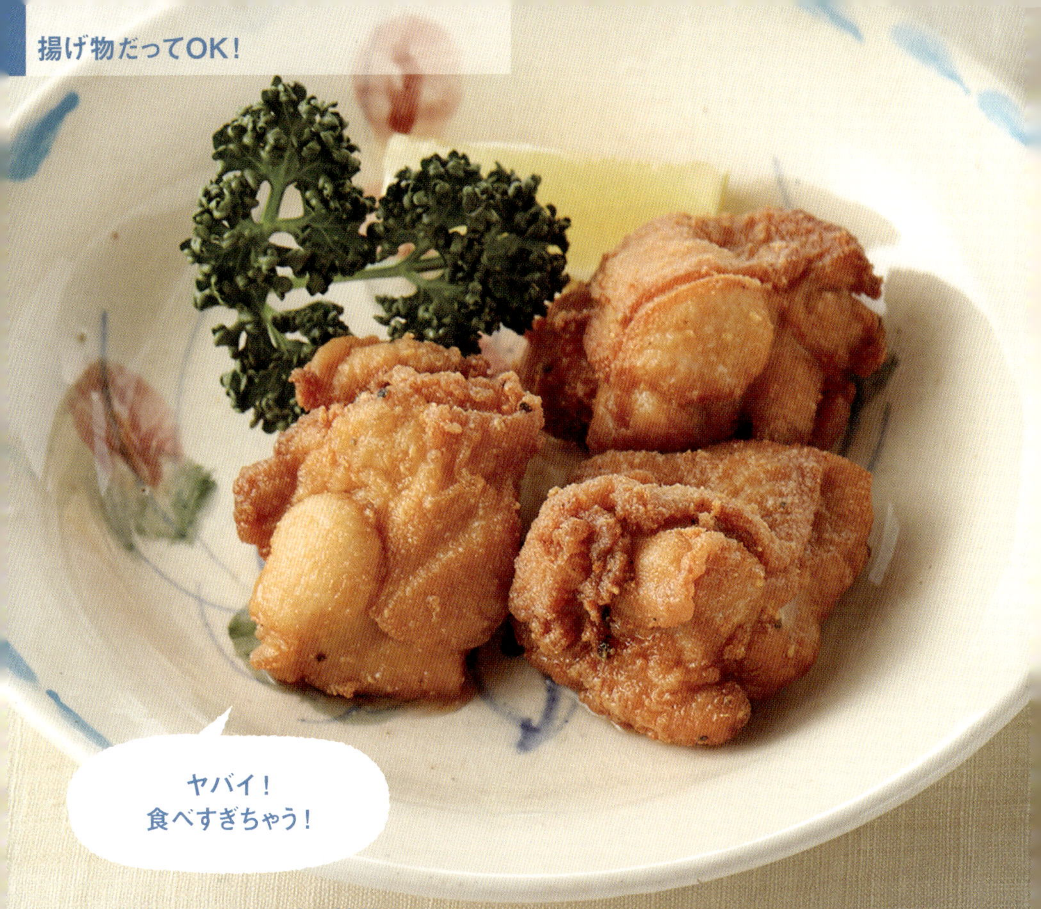

香ばしい大豆粉の衣で糖質オフ

鶏の唐揚げ

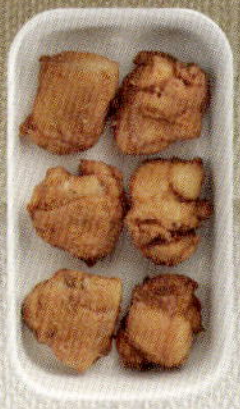

材料(2食分)

鶏もも肉…250g

A
- しょうゆ…大さじ1
- こしょう…少々
- おろししょうが…小さじ1/2
- おろしにんにく…小さじ1/2

ごま油…大さじ1/2
大豆粉…大さじ2弱
揚げ油…適量
パセリ…1枝
レモン…1/4個

食べるときは?

ラップをかけずに電子レンジで温めるか、
オーブントースターで温める。
パセリ、レモンを添える。

作り方

1 鶏もも肉を一口大に切る。
2 ポリ袋にAを入れて混ぜ、鶏もも肉を入れてもみこみ、最後にごま油を加えてもみこむ。
3 下味をつけた鶏もも肉に大豆粉をまぶし、しばらく置いてなじませる。
4 170℃に熱した揚げ油で3を4～5分かけてゆっくり揚げる。

■ 冷蔵3日 / 冷凍不可

1人分 | 糖質 3.1g | 396kcal

油揚げを衣に使えば、糖質大幅ダウン

とんかつ

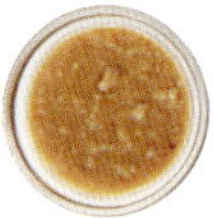

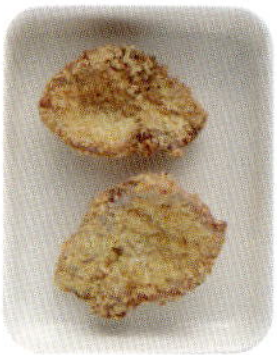

材料（2食分）

豚ロース肉…2枚（200g）
油揚げ…1枚
卵…1/2個
サラダ油…適量
A ｜みそ…大さじ1と1/2
　｜おろしにんにく…小さじ1/2
　｜水…大さじ2
　｜すりごま…小さじ1
水菜…1/8束

食べるときは?

オーブントースターで温める。水菜を添え、ソースをかける。

作り方

1 油揚げはみじん切りにする。（フードプロセッサーにかけてもよい）
2 豚ロース肉に割りほぐした卵をつけて、1をまぶす。
3 フライパンにサラダ油を高さ1cmくらい入れて熱し、豚ロース肉を両面、揚げ焼きにする。
4 小鍋にAを入れて混ぜ、火にかけ、ひと煮立ちさせてソースを作る。

■ 冷蔵2〜3日 / 冷凍2週間

1人分 | 糖質 3.2g | 451kcal

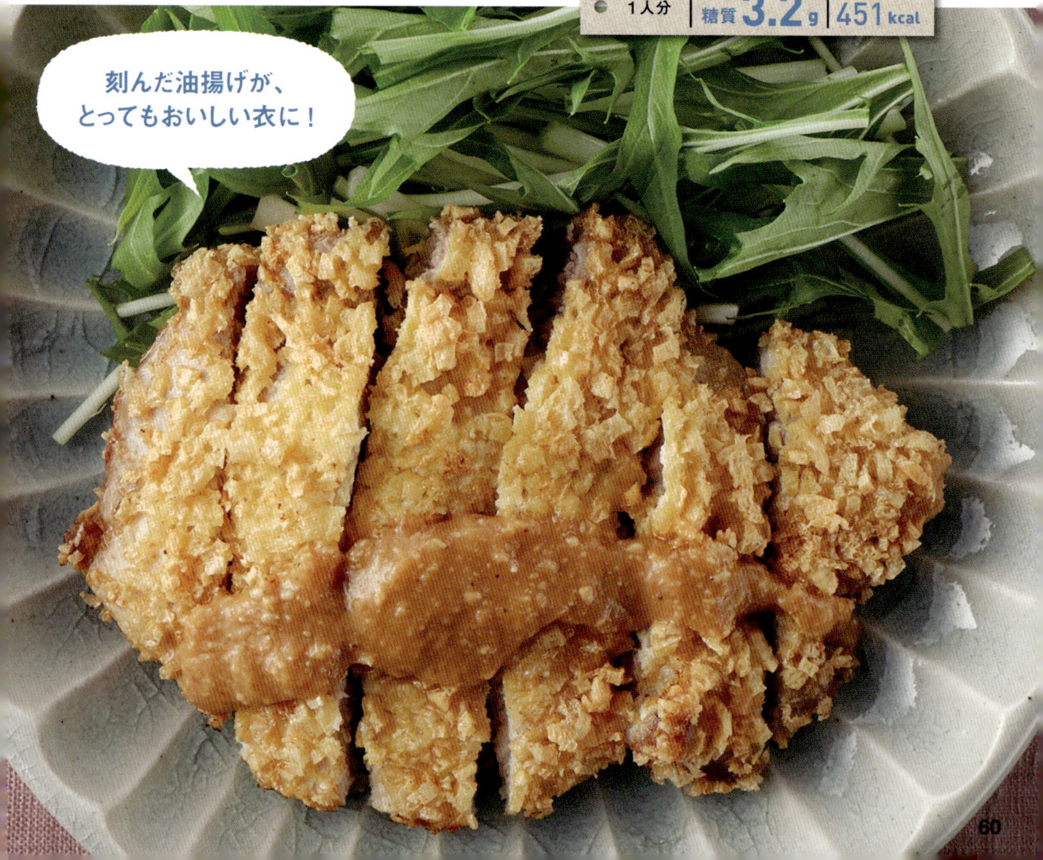

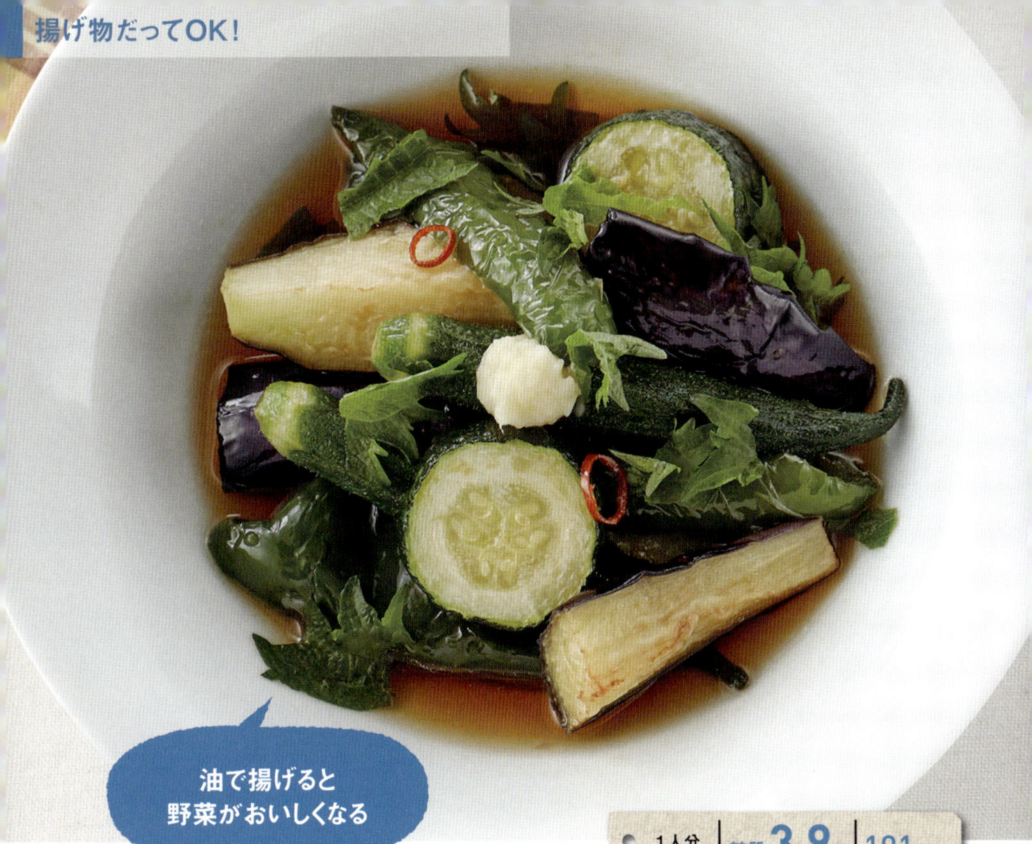

油で揚げると
野菜がおいしくなる

1人分 | 糖質3.9g | 191kcal

だしも糖分も不要！　野菜を甘く感じる

野菜の揚げびたし

材料（2食分）

なす…1本
ズッキーニ…1本
オクラ…4本
ピーマン…2個
水…1カップ
揚げ油…適量
A しょうゆ…大さじ1と1/2
　穀物酢…大さじ1/2
　輪切り唐辛子…少々
大葉…4枚
おろししょうが…小さじ1/2

■ 冷蔵3〜4日 / 冷凍不可

作り方

1 なすは縦4つに切り、長さを半分にする。ズッキーニは1cm幅の輪切り、ピーマンは種を除き、縦1/4に切り、オクラはがくをむく。
2 170℃に熱した揚げ油に、なす、ズッキーニ、ピーマン、オクラの順に加えて揚げる。
3 鍋に水、Aを入れてひと煮立ちさせ、2を熱いうちに加えつけこむ。

食べるときは?

ちぎった大葉、おろししょうがを添える。

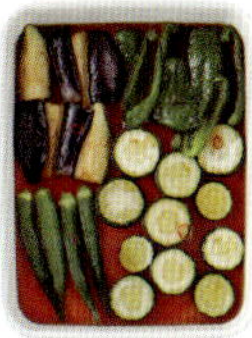

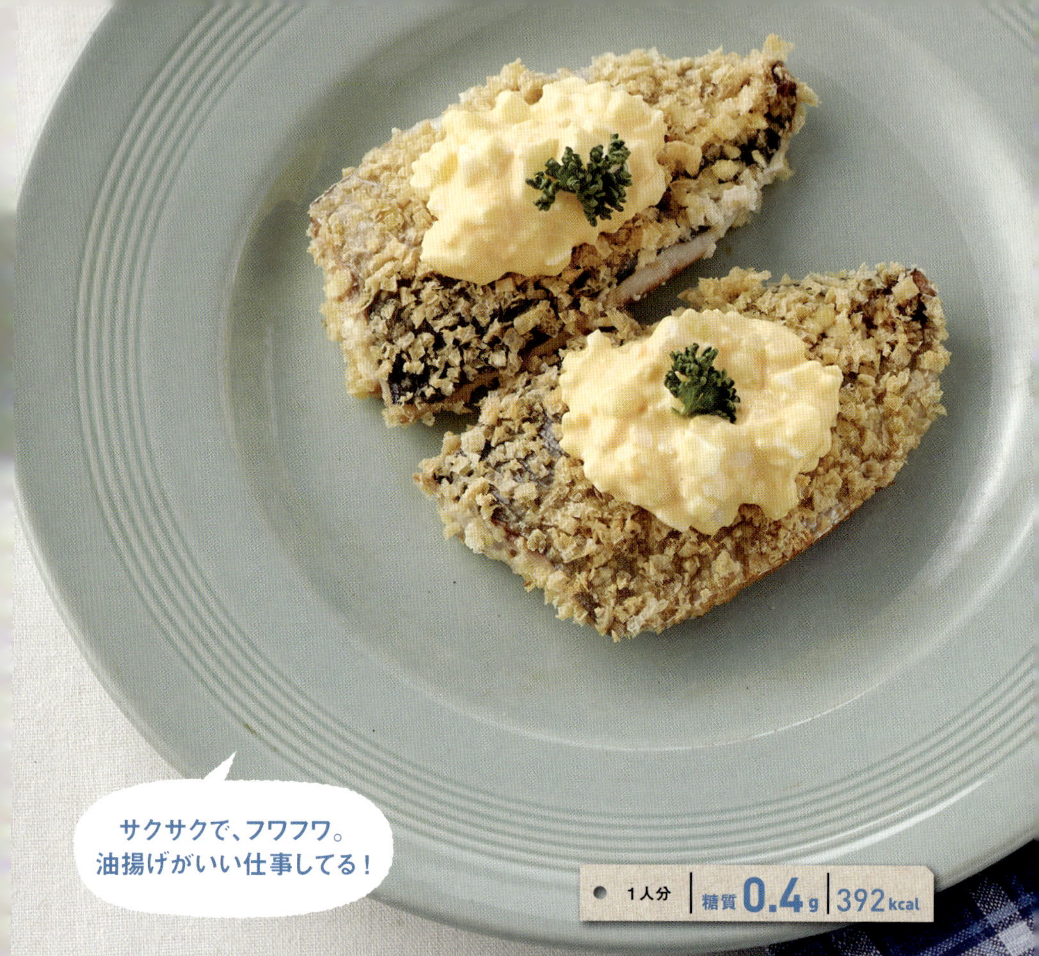

サクサクで、フワフワ。
油揚げがいい仕事してる！

● 1人分 | 糖質 0.4g | 392kcal

マヨ＆トースターで、かんたん低糖質フライ

あじフライ

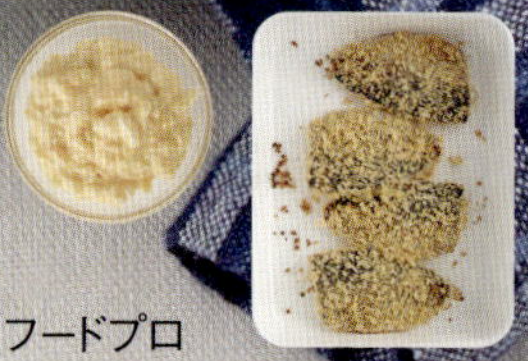

材料（2食分）

あじ（3枚おろし）…2尾分（200g）
油揚げ…1枚
マヨネーズ…大さじ1弱
A マヨネーズ…大さじ1と1/2
ゆで卵…1個
セロリのピクルス…20g
（99ページ参照）
パセリの葉…少々

食べるときは？

ラップをかけずに電子レンジで温めるか、オーブントースターで温め直す。

作り方

1 油揚げはみじん切りにする。（フードプロセッサーにかけてもよい）
2 あじにマヨネーズを塗り、1をまぶす。耐熱容器に入れオーブントースターで7～8分焼く。
3 ボウルにゆで卵を入れ、フォークでざっとつぶし、みじん切りにしたセロリのピクルス、マヨネーズを加えて混ぜ合わせ、タルタルソースを作る。

■ 冷蔵2～3日 / 冷凍2～3週間

糖質の高い皮の代わりに薄焼き卵で

エッグ春巻き

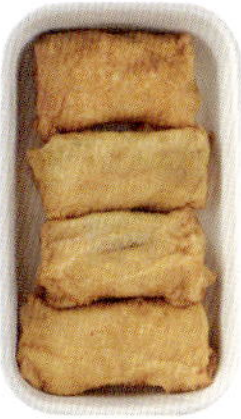

材料(2食分)

卵…2個
サラダ油…小さじ1
チャーシュー…100g
(40ページ参照)
にら…2本
もやし…1/4袋
A | オイスターソース…小さじ1
　| 塩、こしょう…各少々
　| ごま油…小さじ1
サラダ油…適量

食べるときは?

オーブントースターで温め、食べやすい大きさに切る。

作り方

1 卵を割りほぐし塩少々(分量外)を加えて混ぜる。フライパンにサラダ油をひいて熱し、卵液を入れて薄焼き卵を4枚焼く。卵液は少しとっておく。
2 細切りにしたチャーシュー、3cm長さに切ったにら、もやしを電子レンジ対応の容器に入れ、Aを加えて混ぜ、ラップをして電子レンジ(600w)で1分30秒〜2分加熱する。
3 春巻きの要領で1で2を包んで巻き、巻き終わりに卵液をつけてとめる。フライパンにサラダ油を高さ1cmくらい入れて熱し、巻き終わりを下にして入れ、揚げ焼きにする。

■ 冷蔵3日 / 冷凍不可

● 1人分 | 糖質 3.9g | 300kcal

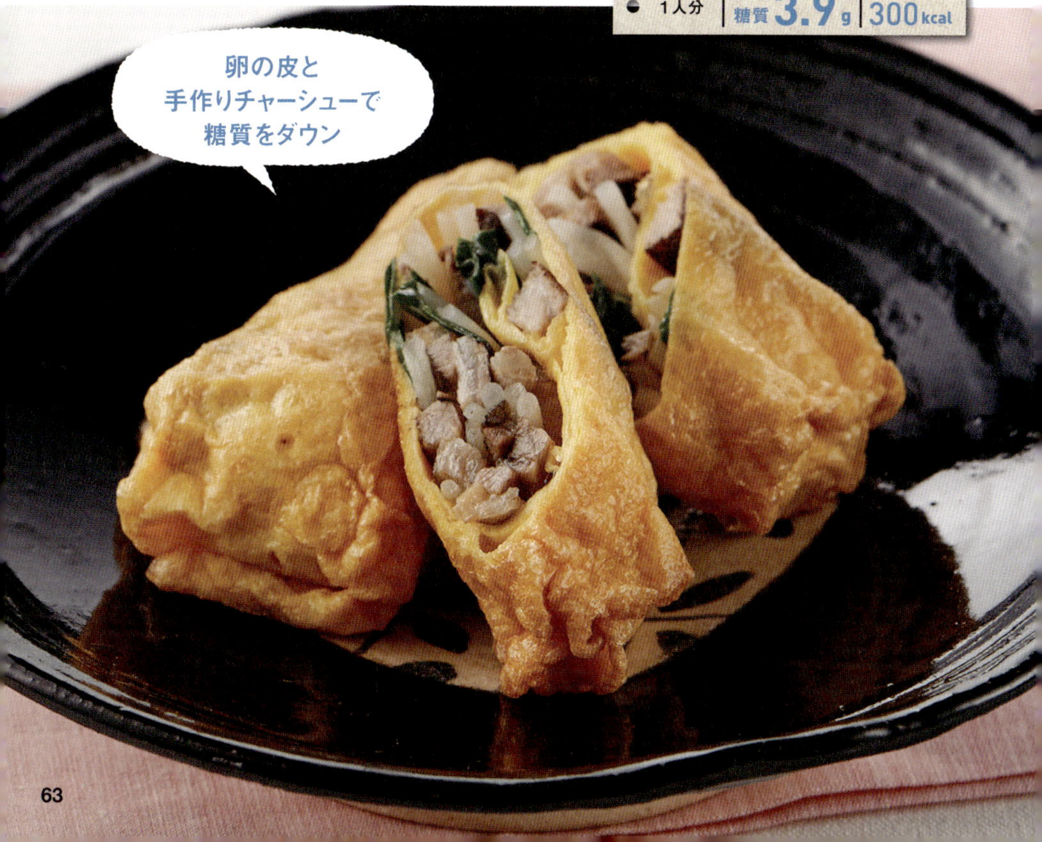
卵の皮と
手作りチャーシューで
糖質をダウン

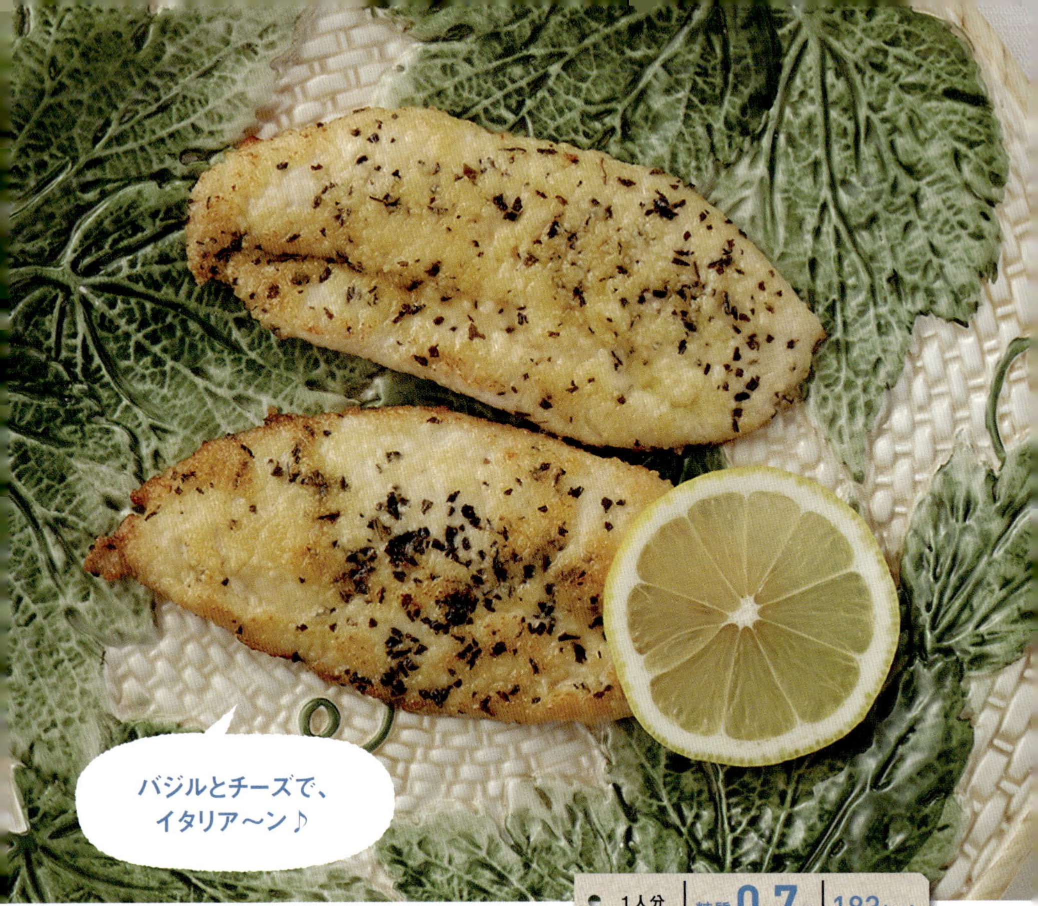

1人分 糖質0.7g 183kcal

淡泊なささみを濃厚な味わいに

鶏ささみのチーズフライ

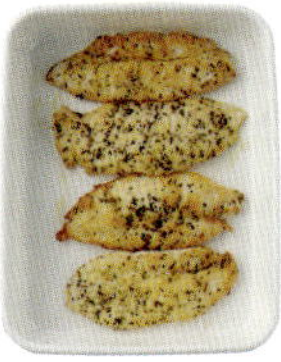

材料（2食分）

鶏ささみ…4本（200g）
塩、こしょう…各少々
卵…1/2個
ドライバジル…小さじ1/2
粉チーズ…大さじ2
オリーブオイル…大さじ1/2
レモン…スライス2枚

食べるときは？

ラップをかけずに電子レンジで温めるか、オーブントースターで温める。レモンを添える。

作り方

1 鶏ささみは筋をとり、ラップではさみ、めん棒などで薄くなるまでたたきのばし、塩、こしょうをふる。
2 鶏ささみの片面に溶き卵を塗り、ドライバジルを混ぜた粉チーズを卵を塗った面にまぶす。
3 フライパンにオリーブオイルをひいて熱し、衣をつけた面を下にして入れ、香ばしく色がついたら裏返して焼く。

■ 冷蔵4〜5日 / 冷凍2〜3週間

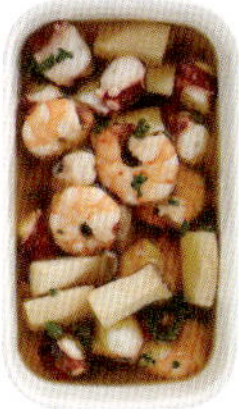

エリンギは好きなきのこに入れ替えOK

アヒージョ

材料（2食分）

えび…6尾（60g）
たこ…1本
エリンギ…1本
おろしにんにく…小さじ1/2
割切り唐辛子…少々
オリーブオイル…1/2カップ
塩…少々
パセリ…大1枚

食べるときは？

小鍋に移して温める。

作り方

1 えびは殻をむいて背わたをとり、たこは一口大に切る。エリンギは長さ半分に切り4つに割る。
2 小鍋にオリーブオイル、にんにく、唐辛子、1を入れて弱火にかける。
3 えびの色が変わったら、塩、粗みじん切りにしたパセリを加え、火を止める。

■ 冷蔵3〜4日 / 冷凍不可

1人分 | 糖質 1.1g | 476kcal

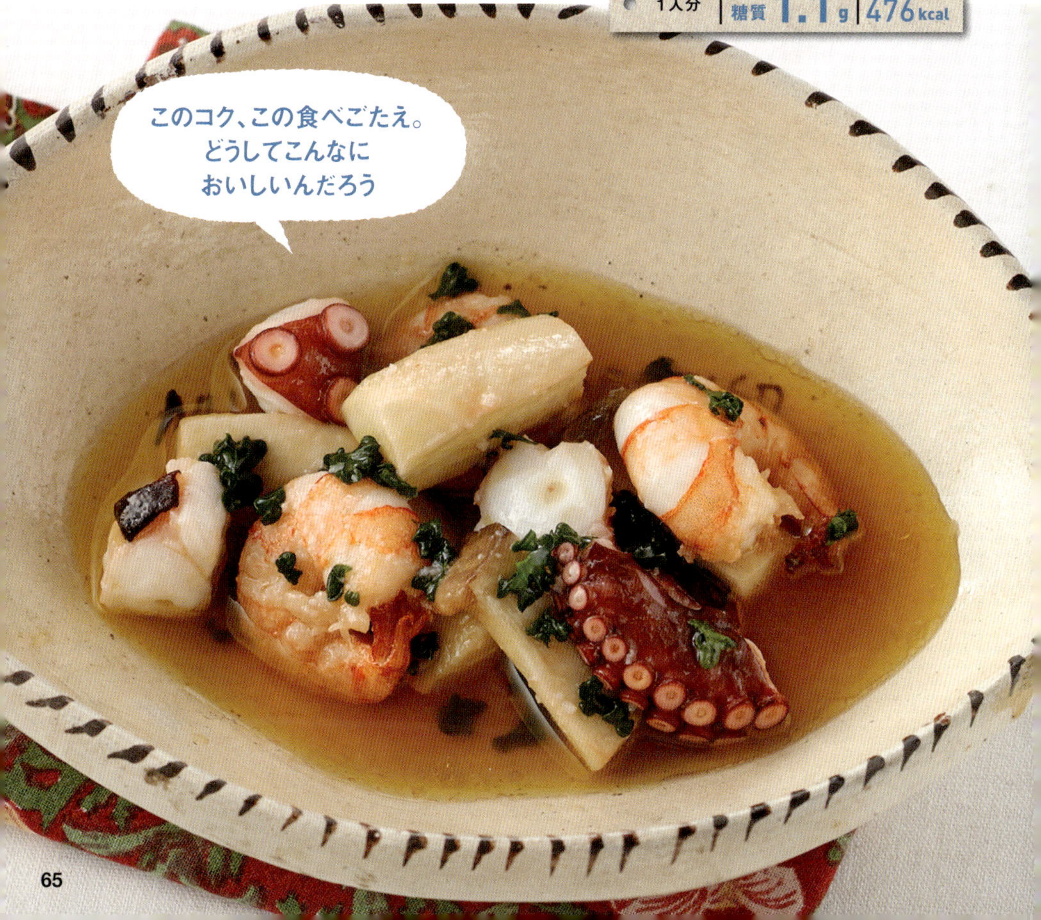
このコク、この食べごたえ。
どうしてこんなに
おいしいんだろう

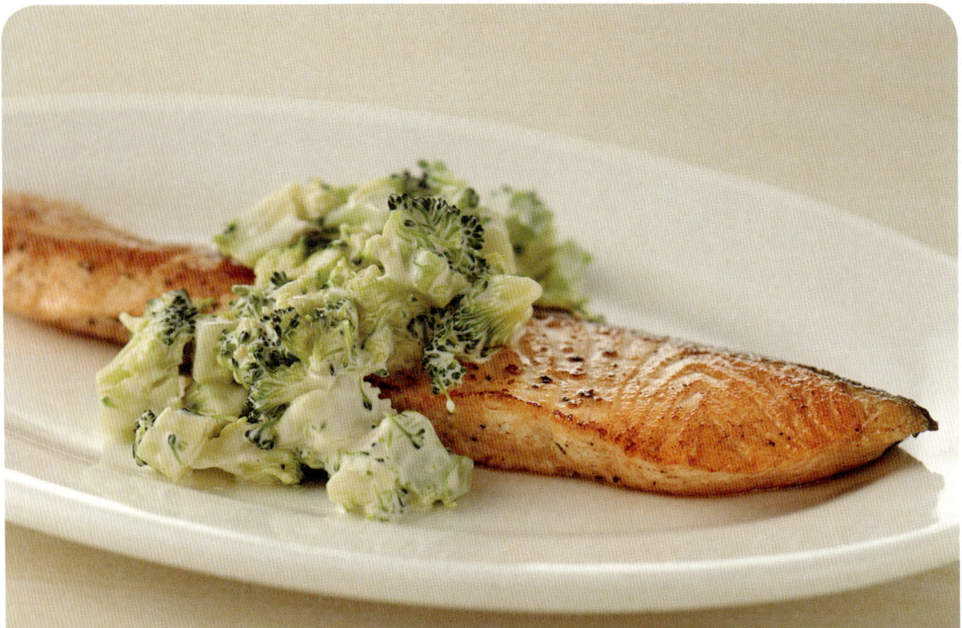

洋食屋さんのおいしいメニュー

糖質オフダイエットは、いろいろ食べられるのが特徴。だから、定番の洋風料理も余裕で作れるのです。使う食材と調味料の分量にちょっと気を使うだけで、かなり本格的な味わいに。しかも主役の肉や魚をたっぷり使うので、仕上がりゴージャス！　ダイエットを忘れさせてくれる食卓になります。

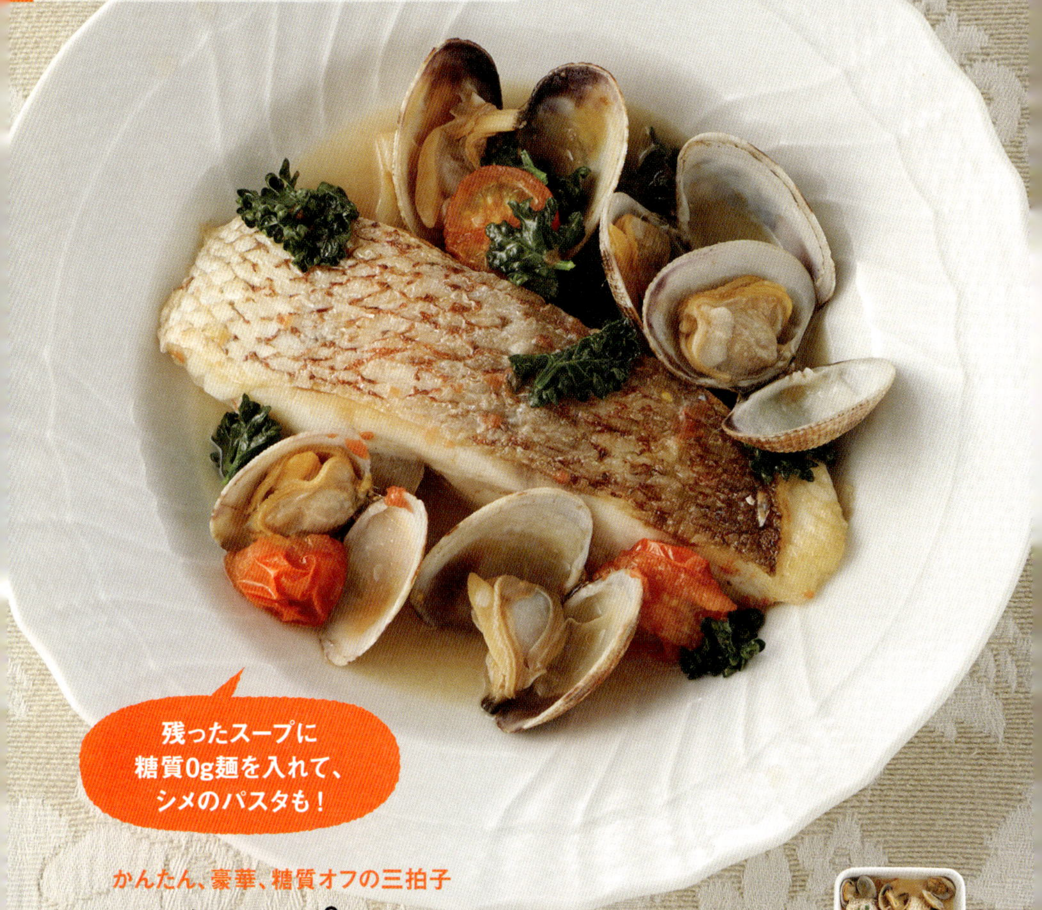

残ったスープに
糖質0g麺を入れて、
シメのパスタも！

かんたん、豪華、糖質オフの三拍子

アクアパッツァ

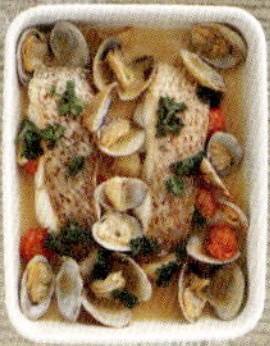

材料（2食分）

たい…2切れ（200g）
あさり（殻つき）…200g
プチトマト…3個
にんにく…1片
アンチョビ…2切れ
オリーブオイル…大さじ1/2
水…1/2カップ
パセリ…小1枝
塩…少々

食べるときは？

ラップをして電子レンジで温める。

■ 冷蔵2〜3日 / 冷凍不可

作り方

1 あさりは、塩水（分量外・水1カップ＋塩小さじ1）につけて砂抜きする。プチトマトは半分に切り、にんにくはつぶして、芽をとる。
2 フライパンにオリーブオイルとにんにくを入れて火にかけて熱し、たいは皮目を下にして入れ焼き目がついたら返す。
3 あさり、アンチョビ、プチトマト、水を加えてふたをし、あさりの口が開くまで蒸し煮にする。葉先をつんだパセリを加え、塩で味を整える。

● 1人分 | 糖質 1.7g | 230kcal

ごはんの代わりに木綿豆腐で糖質オフ

豆腐のドライカレー

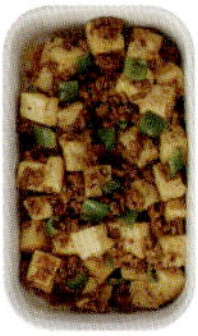

1人分 | 糖質 3.3g | 222kcal

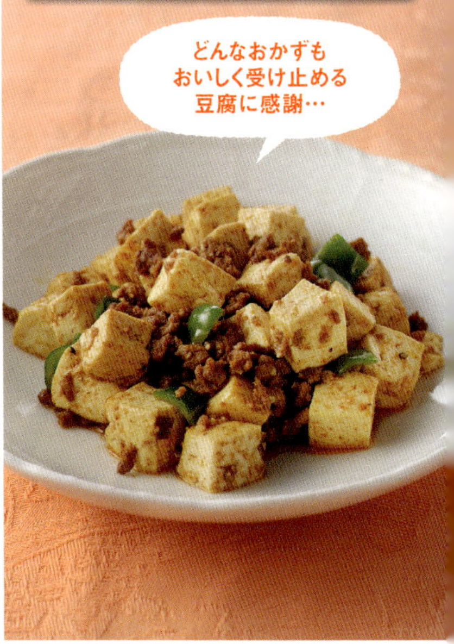
どんなおかずも
おいしく受け止める
豆腐に感謝…

材料（2食分）

木綿豆腐…1/2丁
豚ひき肉…100g
ピーマン…1個
おろししょうが…小さじ1/2
おろしにんにく…小さじ1/2
オリーブオイル…大さじ1/2
水…大さじ1
カレー粉…大さじ1
A | トマトピューレ…大さじ1/2
　| しょうゆ…小さじ1
　| 塩、こしょう…各少々

食べるときは?

ラップをして電子レンジで温める。

■ 冷蔵2～3日 / 冷凍不可

作り方

1 木綿豆腐は1.5cm角に切り、キッチンペーパーで軽く水けをとる。ピーマンは1cm角に切る。
2 フライパンにオリーブオイルをひいて熱し、豚ひき肉、おろししょうが、おろしにんにく、カレー粉を加えて炒める。
3 水、Aを加えて、ひと煮立ちしたら、木綿豆腐、ピーマンを加え、水気を飛ばすように炒め上げる。

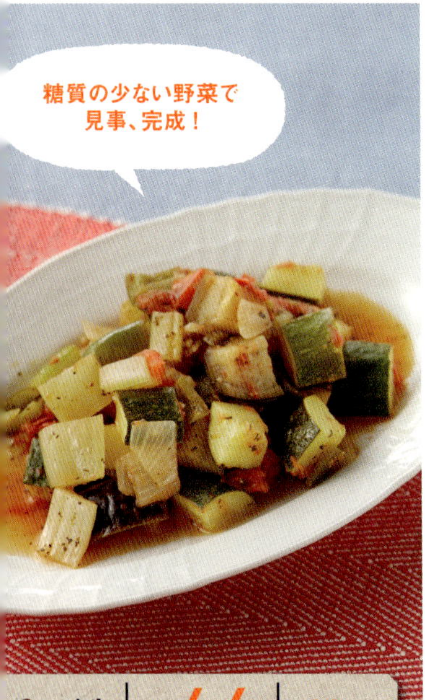
糖質の少ない野菜で
見事、完成！

1人分 | 糖質 6.4g | 99kcal

トマトをひかえめにすれば低糖質メニューに

カポナータ

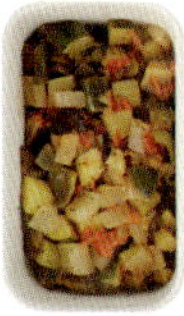

材料（2食分）

なす…1本
ズッキーニ…1本
セロリ…1本
ピーマン…2個
たまねぎ…1/4個
おろしにんにく…小さじ1/2
トマト…1個
オリーブオイル…大さじ1
ドライバジル…少々
塩、こしょう…各少々
しょうゆ…小さじ1

食べるときは?

ラップをして電子レンジで温める。

■ 冷蔵4～5日 / 冷凍不可

作り方

1 野菜はすべて1.5cm角に切る。
2 フライパンにオリーブオイルをひいて熱し、たまねぎとにんにくを加えて透明になるまで炒める。トマト以外の野菜を加えて油がまわるまで炒める。
3 トマト、ドライバジルを加えて塩をふり、ふたをして弱火で野菜がやわらかくなるまで煮る。
4 塩、こしょう、しょうゆを加えて味を調える。

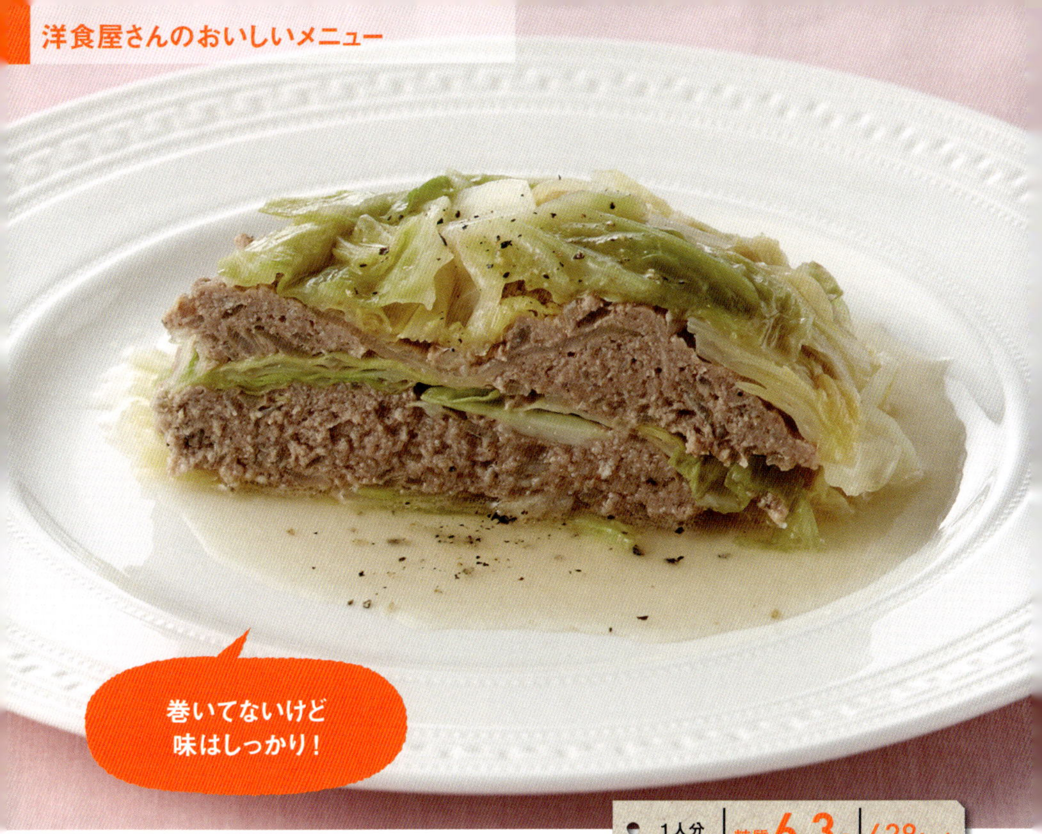

1人分 | 糖質 6.3g | 428kcal

お肉多め&キャベツ適量の低糖質パーティーメニュー

巻かないロールキャベツ

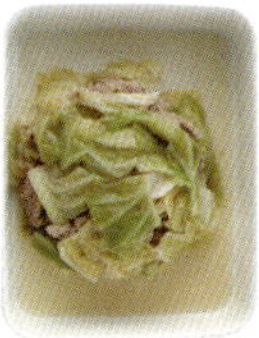

材料（2食分）

キャベツ…1/4個
合いびき肉…300g
たまねぎ…1/4個
顆粒コンソメ…小さじ1/2
（入れなくても可）
水…1/2カップ
おろしにんにく…小さじ1/4
塩…小さじ1/4
こしょう…少々

食べるときは?

ラップをして電子レンジで温める。

■ 冷蔵3～4日 / 冷凍不可

作り方

1 キャベツはざく切りにし、たまねぎは薄切りにする。
2 合いびき肉に、たまねぎ、塩、こしょう、おろしにんにくを加えて軽くこねる。
3 小さめのフライパンにキャベツの1/3量をしき、その上に 2 の1/2量をのせて広げ、これをもう一度繰り返す。一番上はキャベツにする。
4 顆粒コンソメをふり入れ、水を注ぎ、ふたをして中火にかけ、沸騰したら弱火にして6～7分蒸し煮にする。塩で味を整え、こしょうをふる。

生クリームとトマトピューレで作るプロの味

鶏肉のトマトクリーム煮

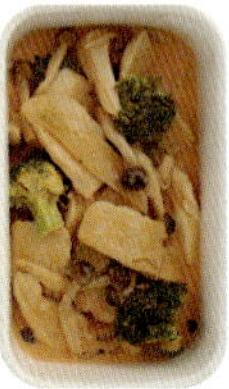

材料（2食分）

鶏むね肉…1枚（250g）
たまねぎ…1/4個
しめじ…1パック
ブロッコリー…1/4株
生クリーム…1/2カップ
オリーブオイル…大さじ1/2
塩、こしょう…各少々
A トマトピューレ…大さじ2
　顆粒コンソメ…小さじ1
　水…1カップ

食べるときは？

ラップをして電子レンジで温める。

作り方

1 鶏むね肉を一口大に切る。たまねぎはくし形に切り、しめじ、ブロッコリーは小房に分ける。

2 フライパンにオリーブオイルをひいて熱し、鶏むね肉を入れて両面をこんがりと焼く。たまねぎとしめじを加えて炒め合わせる。

3 Aを加え、煮立ったらブロッコリーを加えて中火でやわらかくなるまで煮る。

4 生クリームを加えてひと煮立ちさせ、塩、こしょうで味を調える。

■ 冷蔵2～3日 / 冷凍不可

1人分 | 糖質 5.7g | 538kcal

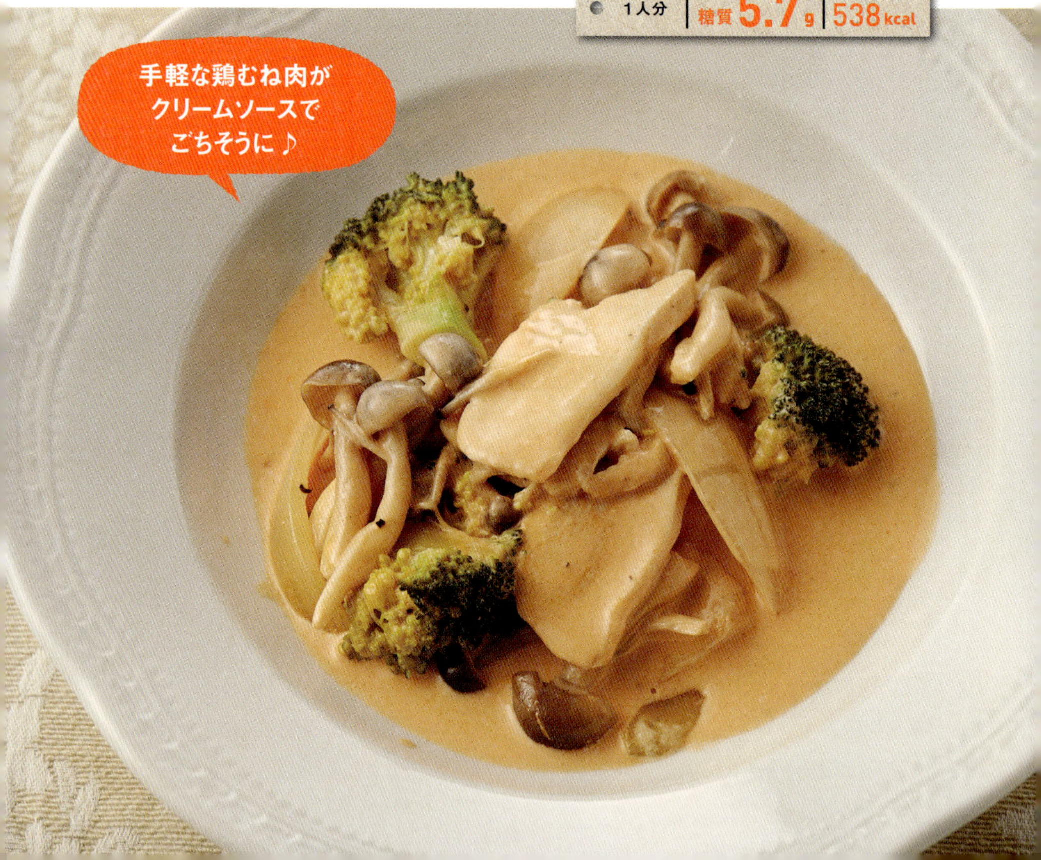
手軽な鶏むね肉が
クリームソースで
ごちそうに♪

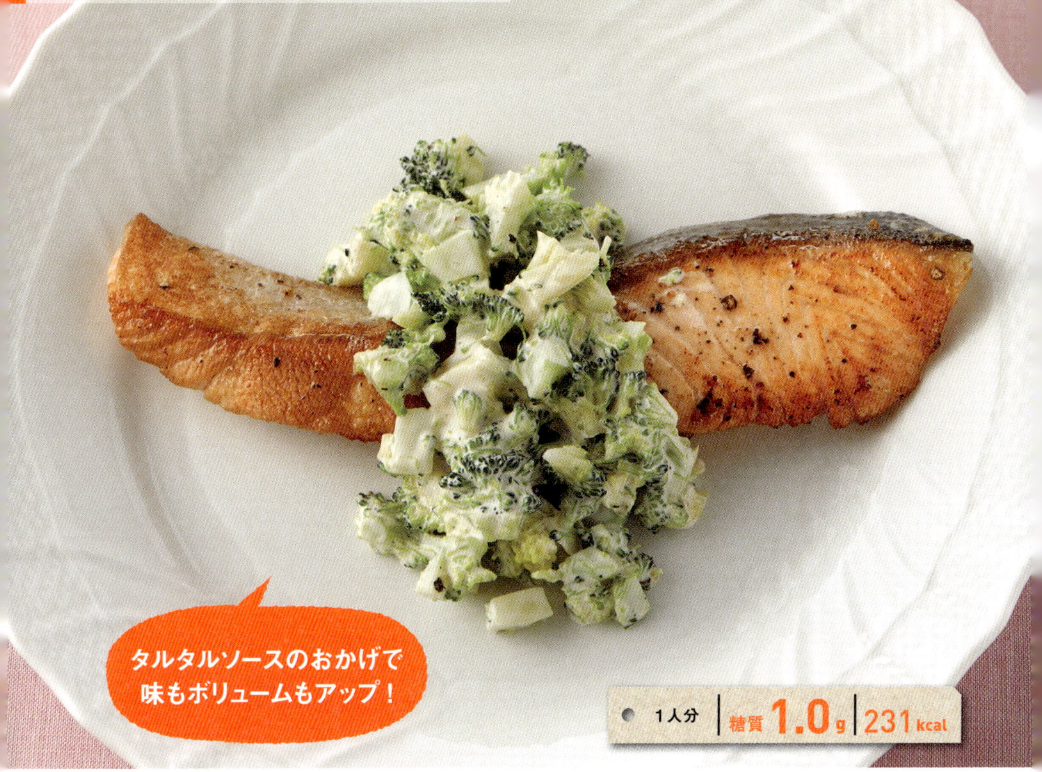
タルタルソースのおかげで
味もボリュームもアップ！
1人分 糖質1.0g 231kcal

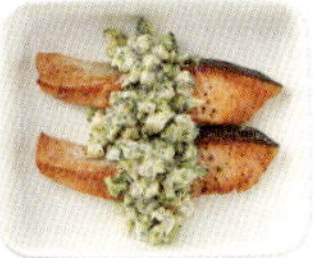

栄養豊富&低糖質のブロッコリーはダイエットの味方！

さけのソテー ブロッコリーのタルタルソース

材料

さけ…2切れ(200g)
バター…大さじ1/2
ブロッコリー…1/4株
A｜マヨネーズ…大さじ1と1/2
｜レモン汁…小さじ1
｜塩、こしょう…各少々

作り方

1 さけに塩、こしょう少々（分量外）をふり、バターを入れて熱したフライパンに加えて両面をこんがりと焼く。
2 ブロッコリーは小房に分け、熱湯でゆで、細かく刻む。Aを加えて混ぜ、タルタルソースを作る。

食べるときは?

さけにラップをして電子レンジで温め、タルタルソースをかけて食べる。

■ 冷蔵2〜3日 / 冷凍2週間
（ブロッコリーのタルタルソースは冷蔵2日、冷凍不可）

低糖質の粉チーズが味の決め手

スパニッシュオムレツ

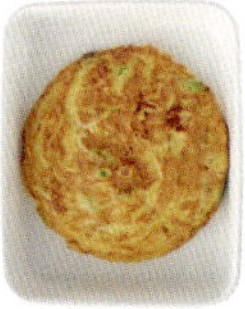

1人分 | 糖質 2.5g | 200kcal

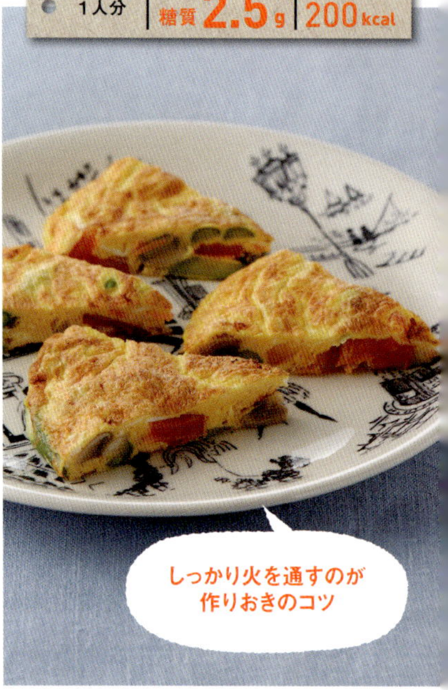
しっかり火を通すのが
作りおきのコツ

材料（2食分）

卵…3個
マッシュルーム…4個
アスパラガス…3本
トマト…1個
オリーブオイル…大さじ1
A | 粉チーズ…大さじ1
　| 塩、こしょう…各少々

食べるときは?

そのまま食べる。

■ 冷蔵2〜3日 / 冷凍不可

作り方

1 ボウルに卵を割りほぐし、Aを加えて混ぜる。
2 マッシュルームは角切り、アスパラガスは5㎜幅に切る。トマトはざく切りにする。
3 フライパンにオリーブオイルをひいて熱し、マッシュルームとアスパラガスを加え、塩、こしょう少々（分量外）をふって炒め、トマトを加えてさっと混ぜる。
4 1の卵液を加えて、箸で大きく混ぜ、半熟になったらふたをして弱火で焼く。ふた等を使って返し、裏面も焼く。

糖質＆塩分オフのヘルシーメニュー

牛こまのマスタードステーキ

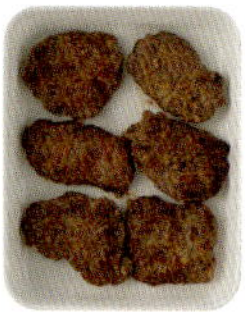

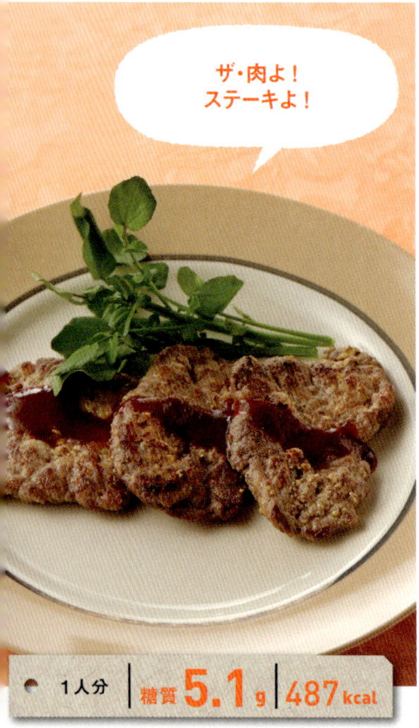
ザ・肉よ！
ステーキよ！

1人分 | 糖質 5.1g | 487kcal

材料（2食分）

牛こま切れ肉…300g
粒マスタード…大さじ1と1/2
大豆粉…大さじ2
オリーブオイル…大さじ2
A | ウスターソース…小さじ2
　| トマトピューレ…小さじ2
クレソン…適量

食べるときは?

ラップをして電子レンジで温める。3のソースをかけ、クレソンを添える。

■ 冷蔵2〜3日 / 冷凍2〜3週間

作り方

1 牛こま切れ肉を6等分にして丸め、ラップではさんで、めん棒などでたたいて平らにのばす。全体に粒マスタードをぬり、大豆粉をまぶしつける。
2 フライパンにオリーブオイルをひいて熱し、両面をこんがりと焼く。
3 Aを合わせてソースを作る。

作りおき＋買いおきで もっと便利に！ もっとお得に！

特売日にまとめ買い

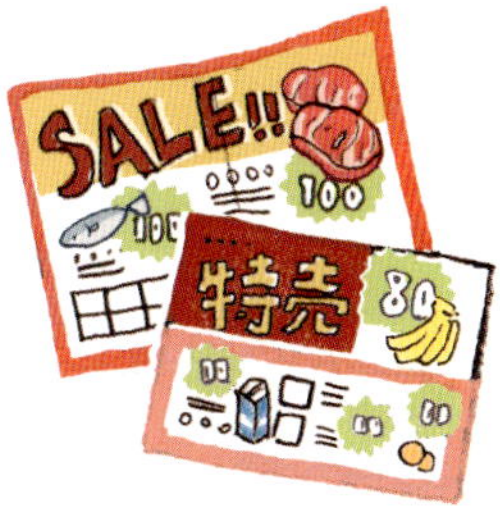

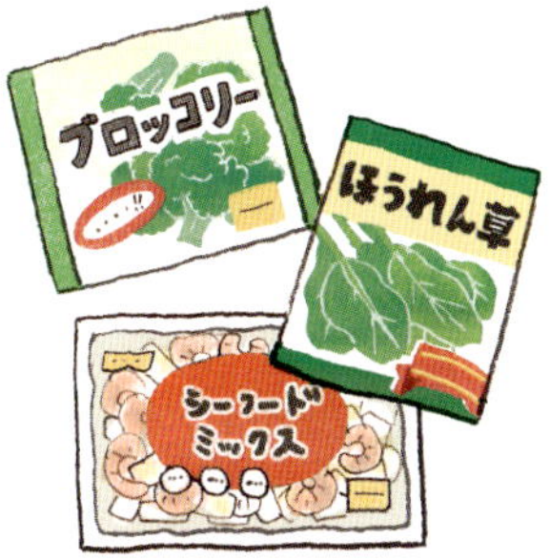

必要な量だけ使える！
冷凍食品

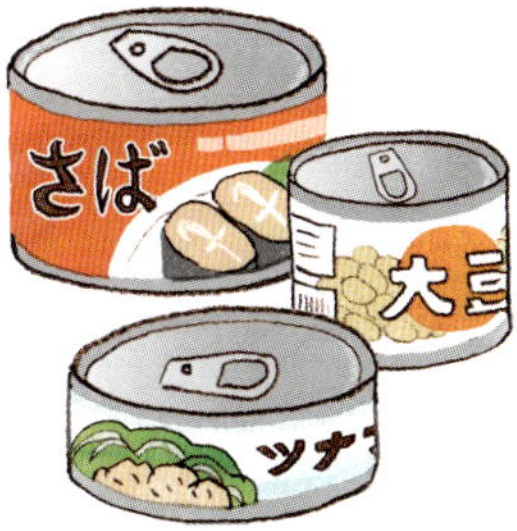

缶詰は
常温保存できる！

しらたき、こんにゃくは
長期保存OK！

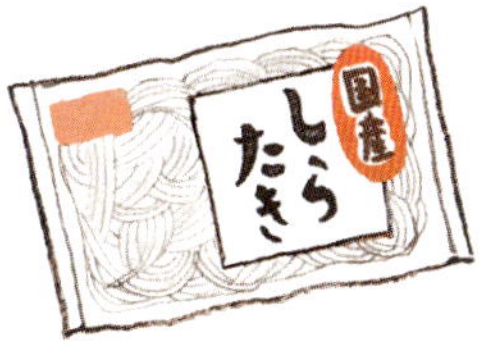

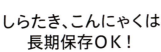

食べるから、たくさん買う。糖質オフの節約アイデア

OK食材が多くおなかいっぱい食べてよい糖質オフおかず。それはつまり、いろいろ食材が必要なわけで……正直、糖質オフは出費が増えがち。なので、賢く買いものするのもやせぐせをつけるテクニックのひとつ。肉、魚は特売日に買いだめして冷凍に。冷凍野菜を活用するのもおすすめ。また、使いたい量が使えて無駄になりません。買い物に行けないときのために、特売日にツナ缶やさば缶、大豆缶の買いおきをしておくと安心です。しらたきは2～3か月の長期保存が可能なので、これもストック！

中華料理もおまかせっ!

片栗粉や砂糖を使うことが多い中華は、糖質をオフするにはなかなか手ごわいジャンル。でも、とろみはきのこで代用する、中華めんをしらたきに替えるなど、ちょっとした工夫で糖質を減らすことができます。手順や調味料が増えがちな中華ですが、手間だけの味は得られるはずです。

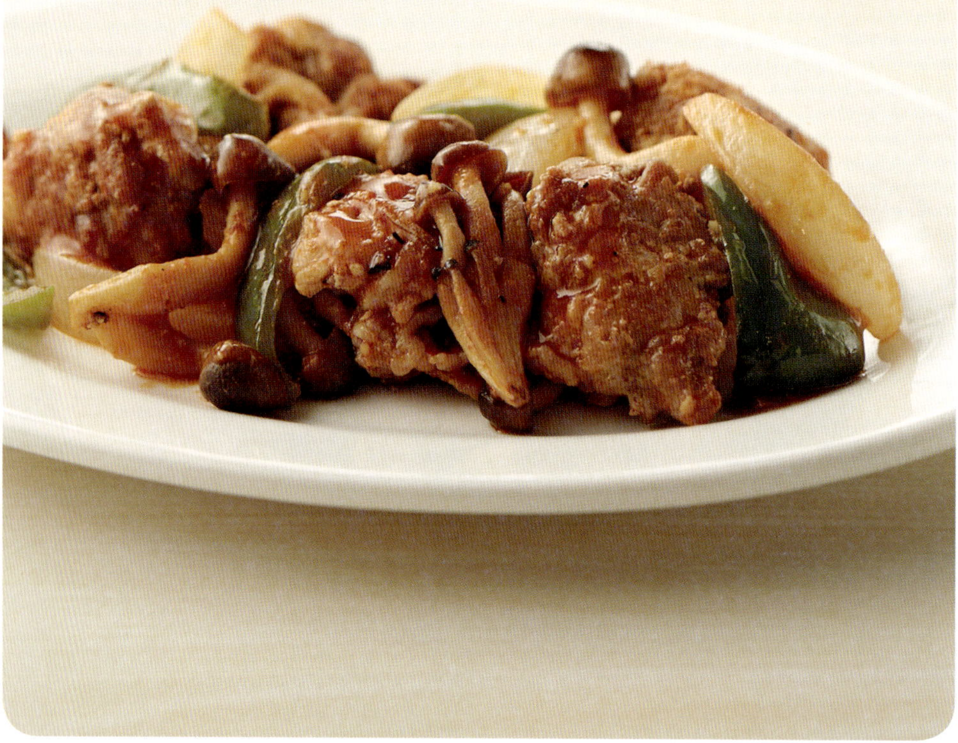

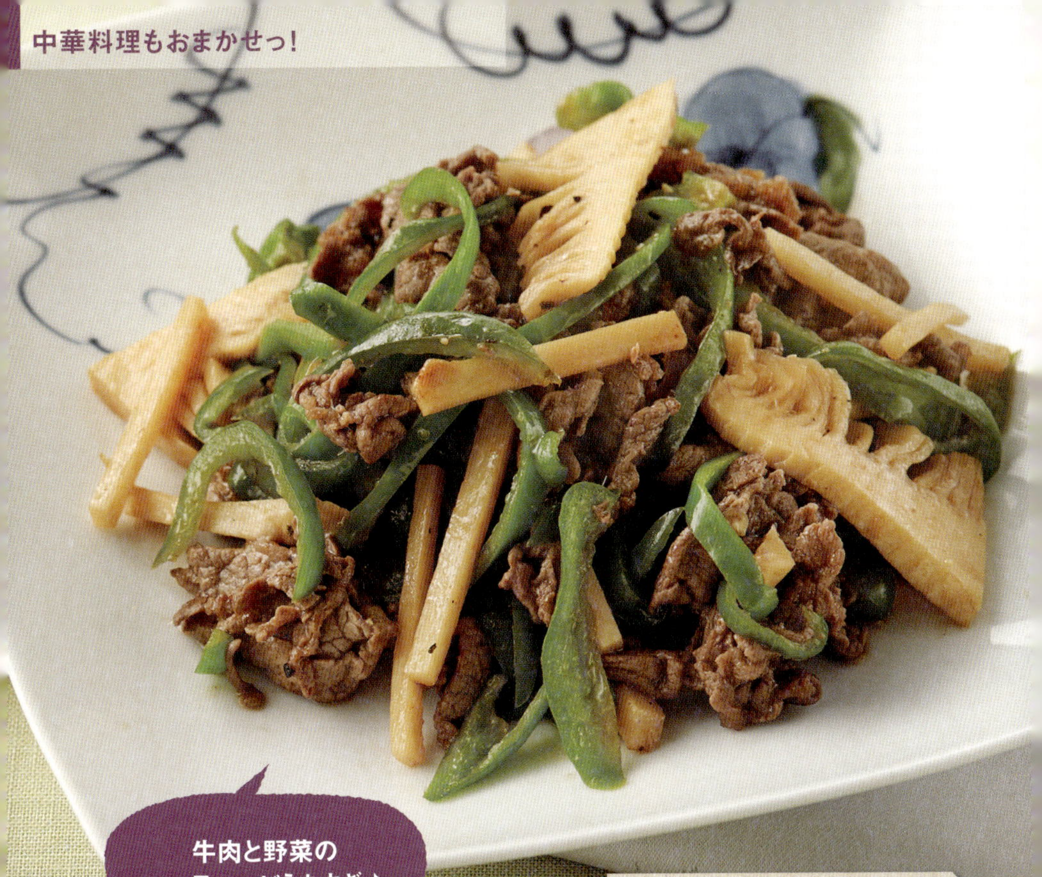

牛肉と野菜の
ハーモニーがうますぎ♪

● 1人分 | 糖質 5.2g | 326kcal

オイスターソースで本格中華の味が実現

青椒肉絲

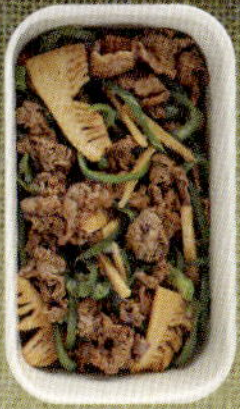

材料(2食分)

牛薄切り肉…150g
A | しょうゆ…小さじ1
  | 水…大さじ1/2
ピーマン…4個
たけのこ…80g
サラダ油…大さじ1/2
ごま油…小さじ1
B | おろししょうが…小さじ1
  | しょうゆ…大さじ1/2
  | オイスターソース…大さじ1

作り方

1 牛薄切り肉は5cm長さの細切りにし、Aをもみこむ。ピーマン、たけのこも細切りにする。
2 フライパンにサラダ油をひいて熱し、牛肉を入れて炒める。色が変わったらピーマンとたけのこも加えて炒め合わせる。
3 Bを加えて全体を混ぜ、火を止めてごま油をまわしかける。

食べるときは?

ラップをして電子レンジで温める。

■ 冷蔵2～3日 / 冷凍不可

片栗粉なしでも、えのきでとろみが出る！

麻婆豆腐

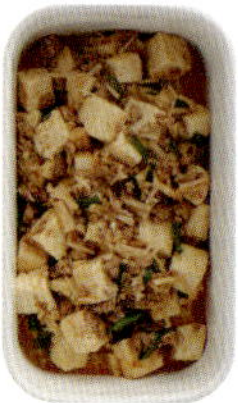

材料（2食分）

木綿豆腐…1丁
豚ひき肉…100g
えのき…1/2パック
万能ねぎ…3本
鶏ガラスープの素…小さじ1/2
サラダ油…小さじ1
水…1/2カップ
塩、こしょう…各少々
ごま油…小さじ1
A | おろししょうが…小さじ1
　| 豆板醤…小さじ1/2
B | しょうゆ…大さじ1/2
　| オイスターソース…大さじ1/2

作り方

1 豆腐は1.5㎝角に切る。えのきはとろみが出るよう細かく切り、万能ねぎは2㎝長さに切る。
2 フライパンにサラダ油をひいて熱し、豚ひき肉とAを入れて炒める。水、鶏ガラスープの素、Bを加えてひと煮立ちしたら、豆腐、えのきを入れて煮る。
3 塩、こしょうで味を調え、万能ねぎを加え混ぜて火を止め、ごま油をまわし入れる。

食べるときは？

ラップをして電子レンジで温める。

■ 冷蔵2～3日 / 冷凍不可

1人分 | 糖質 3.4g | 272kcal

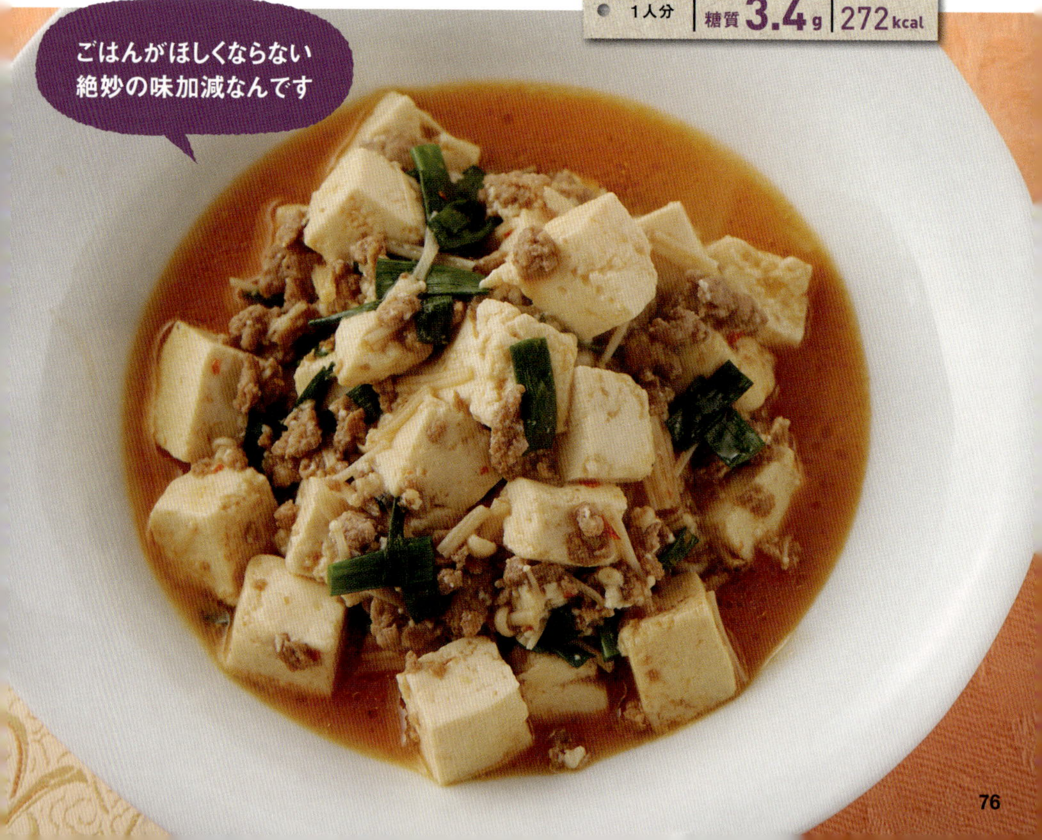
ごはんがほしくならない
絶妙の味加減なんです

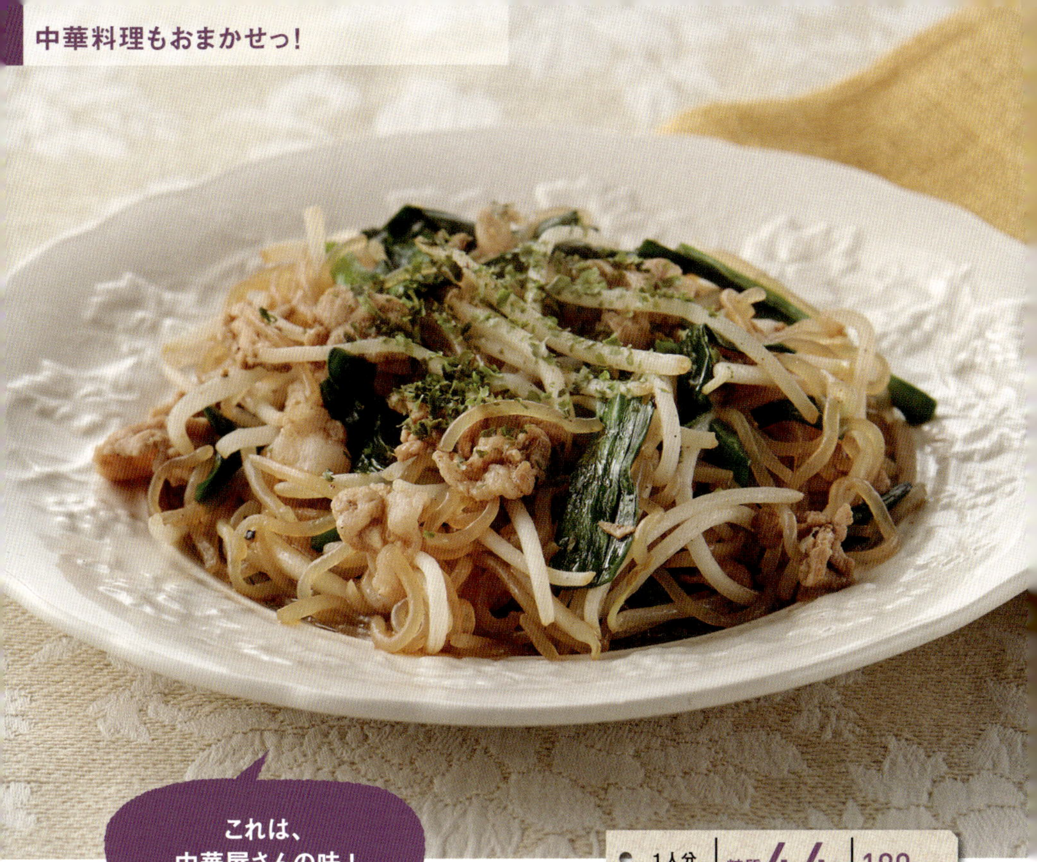

これは、
中華屋さんの味！

1人分 | 糖質 4.4g | 190kcal

しらたきを麺にして、糖質を大幅ダウン

焼きそば

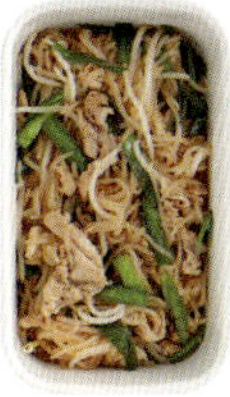

材料（2食分）

しらたき（アク抜き不要）…1玉
豚こま切れ肉…100g
もやし…1/2袋
にら…1/2束
サラダ油…大さじ1/2
しょうゆ…大さじ1/2
ウスターソース…大さじ1
塩、こしょう…各少々

食べるときは?

ラップをして電子レンジで温め、青のりをふる。

作り方

1 しらたきは水洗いして、よく水気を切り、食べやすい長さに切る。にらは3cm長さに切る。
2 フライパンにサラダ油をひいて熱し、豚肉を炒める。色が変わったらしらたきを入れ、しょうゆを加え、水気がなくなるまでよく炒める。
3 もやし、にらを加えて炒め合わせ、塩、こしょうで味を調え、最後にウスターソースを加えて全体を混ぜる。

■ 冷蔵2～3日 / 冷凍不可

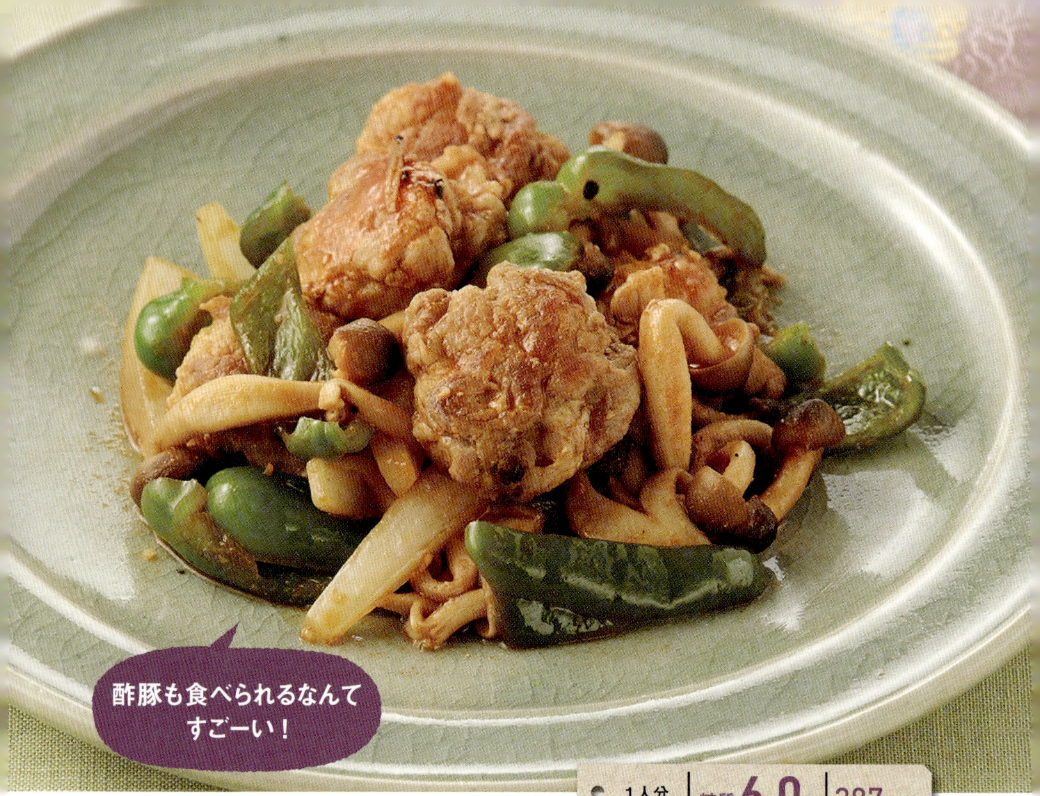

1人分 | 糖質 6.0g | 387kcal

低糖質でもあの甘酸っぱい味は再現可能！

酢豚

材料（2食分）

豚こま切れ肉…200g
A 塩、こしょう…各少々
　しょうゆ…少々
卵…1/2個
ピーマン…3個
たまねぎ…1/4個
おろしにんにく…小さじ1/2
しめじ…3/4パック
サラダ油…適量
こしょう…少々
ごま油…小さじ1
B トマトピューレ…大さじ1
　穀物酢…大さじ1と1/2
　しょうゆ…大さじ1/2
　水…大さじ1
　鶏ガラスープの素…小さじ1/3

作り方

1 豚肉にAで下味をつけ、割りほぐした卵をもみこむ。10等分し、ぎゅっと握って丸める。
2 ピーマンは乱切り、たまねぎはくし形に切り、しめじはいしづきをとり小房に分ける。
3 フライパンにサラダ油を高さ1cmくらい入れて熱し、豚肉を加えて揚げ焼きにし、取り出す。
4 フライパンの余分な油をふきとり、たまねぎ、にんにくを入れて炒め、ピーマンとしめじを加えてさらに炒める。
5 Bを加えて煮つめ、豚肉を戻し入れ、こしょうをふり、全体をからめる。火を止めて、ごま油をまわし入れる。

食べるときは?

ラップをして電子レンジで温める。

■ 冷蔵2〜3日 / 冷凍不可

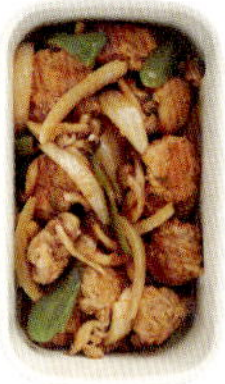

皮が糖質オフの敵。野菜で巻けばOK

野菜で巻くシュウマイ

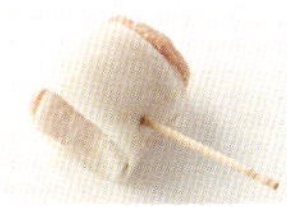

底にもふたをしよう

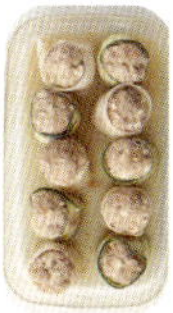

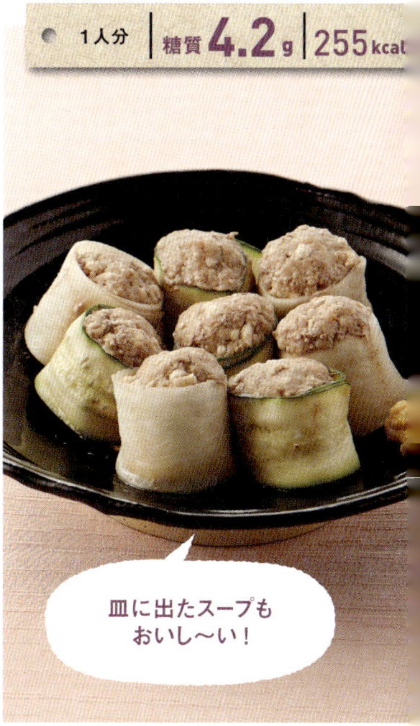
1人分 | 糖質 4.2g | 255kcal
皿に出たスープも
おいし～い!

材料(2食分)

豚ひき肉…150g
木綿豆腐…1/3丁
ズッキーニ…1/3本
だいこん…1/6本
A　塩、こしょう…各少々
　しょうゆ…小さじ1
　ごま油…小さじ1
からし…少々

食べるときは?

ラップをして電子レンジで温める。好みでからし少々を添える。

■ 冷蔵2～3日 / 冷凍不可

作り方

1 豆腐はキッチンペーパーで包み電子レンジ(600w)に2分かけて水切りする。
2 ボウルに豚ひき肉、1、Aと合わせて、よくこね、10等分して団子状に丸める。
3 ズッキーニとだいこんはピーラーで、長さ20cm、幅3cm程度のリボン状にし、長さ6cmと14cmに切り分ける。
4 2の短いほうを肉団子の底に当て、長いほうで側面を巻き、ようじで止める。
5 耐熱皿に3を並べ、ラップをふんわりかけて、電子レンジ(600w)で4分加熱する。

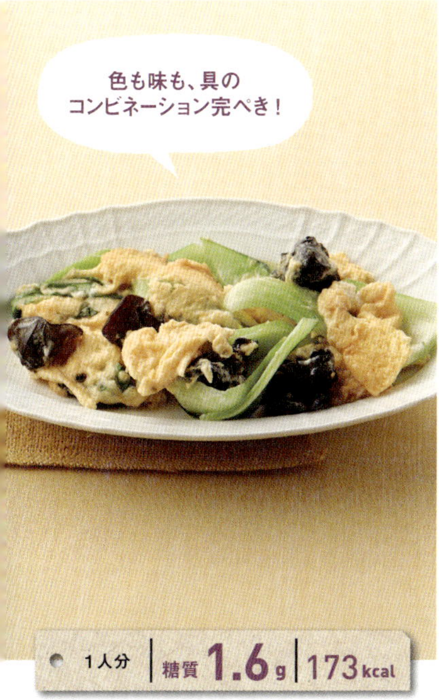
色も味も、具の
コンビネーション完ぺき!
1人分 | 糖質 1.6g | 173kcal

完全栄養食の卵は毎日食べたい

青菜と卵の炒めもの

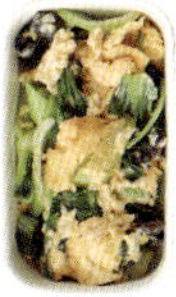

材料(2食分)

チンゲン菜…大1株
卵…3個
きくらげ…小10個
サラダ油…大さじ1/2＋
　小さじ1
塩…ひとつまみ
しょうゆ…小さじ1
こしょう…少々

食べるときは?

ラップをして電子レンジで温める。

■ 冷蔵2日 / 冷凍不可

作り方

1 チンゲン菜は4cm程度の斜め切りにして葉と軸に分ける。きくらげは水に浸けて戻し、固い部分を除く。
2 フライパンにサラダ油大さじ1/2をひいて熱し、割りほぐした卵を入れ、半熟になったら一度取り出す。
3 2のフライパンにサラダ油小さじ1を加えて熱し、チンゲン菜の軸を入れて塩をふり、きくらげ、葉の順に加えて炒める。卵を戻し入れ、しょうゆを鍋肌からまわし入れ、こしょうをふり全体を炒め合わせる。

トマトピューレを使って糖質オフ

えびチリ

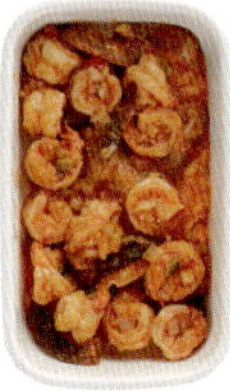

材料（2食分）

えび…200g
しいたけ…2枚
長ねぎ…5㎝
水…1/4カップ
鶏ガラスープの素…小さじ1/2
サラダ油…大さじ1
A おろしにんにく…小さじ1
　おろししょうが…小さじ1
　豆板醤…小さじ1/2
　トマトピューレ…大さじ1
ごま油…小さじ1
塩、こしょう…各少々

作り方

1 えびは殻をむき、背に切り込みを入れて背わたを除く。しいたけの笠はそぎ切りにし、軸はみじん切りにする。
2 フライパンにサラダ油をひいて熱し、えびをさっと炒めて取り出す。
3 2のフライパンにしいたけの笠と軸、Aを入れてさっと炒める。
4 水、鶏ガラスープの素を加えて煮つめて、エビを戻し入れ、色紙切りにした長ねぎを加えて全体をからめる。塩、こしょうで味を調え、火を止めてごま油をまわし入れる。

食べるときは？

ラップをして電子レンジで温める。

■ 冷蔵2～3日 / 冷凍不可

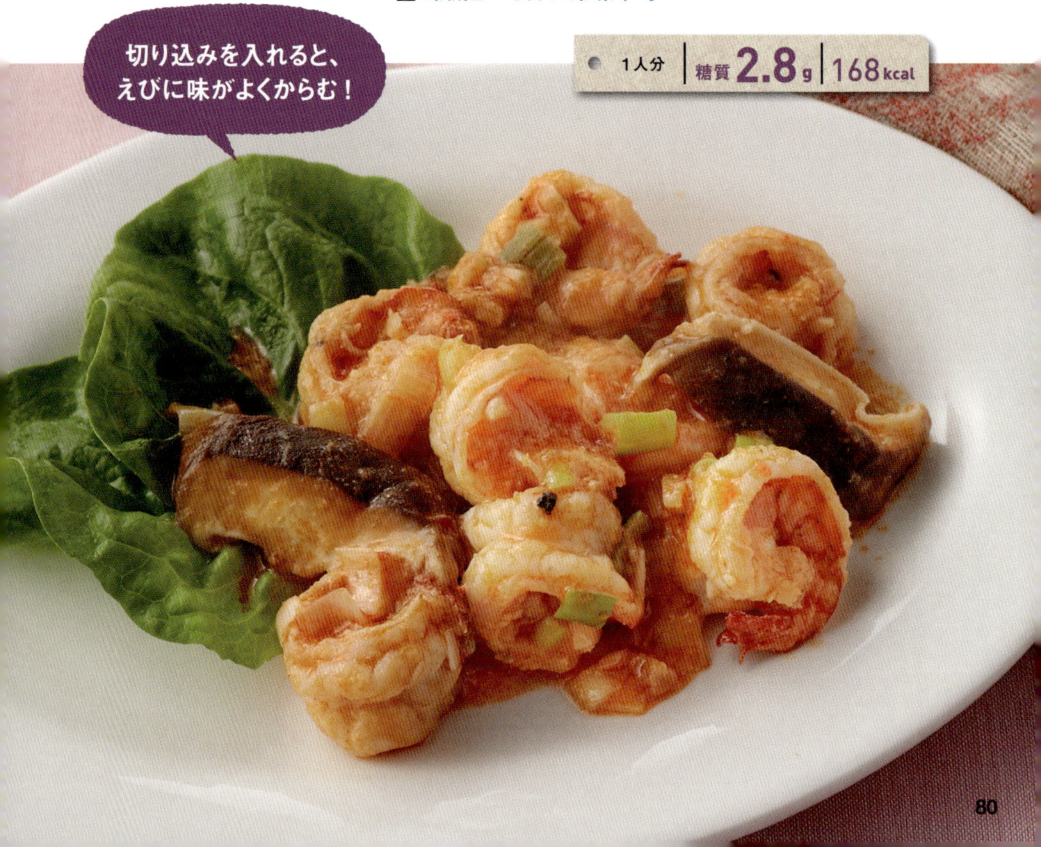
切り込みを入れると、
えびに味がよくからむ！
1人分 糖質 2.8g 168kcal

肉入り具だくさんで主菜になる

中華風卵焼き

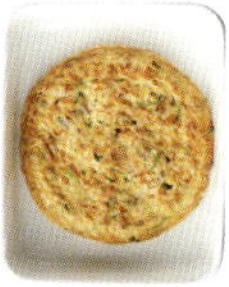

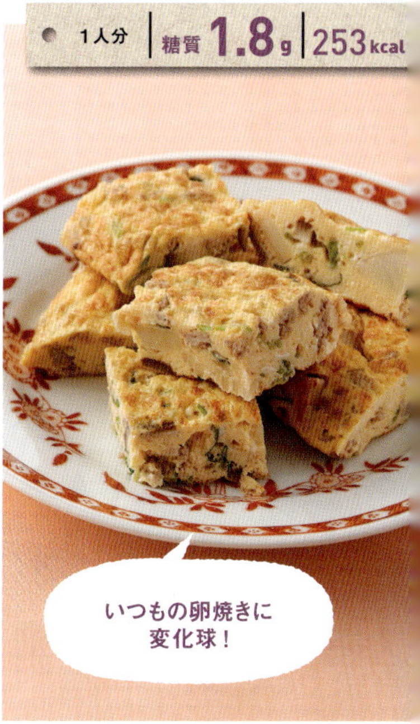
1人分 糖質1.8g 253kcal
いつもの卵焼きに
変化球!

材料(2食分)

豚ひき肉…50g
卵…4個
しいたけ…2枚
たけのこ…50g
糸みつば…1/4株
ごま油…大さじ1/2
サラダ油…大さじ1/2
A しょうゆ…小さじ1
塩…少々
鶏ガラスープの素…小さじ1/2
水…1/4カップ

食べるときは?

ラップをして電子レンジで温める。

■ 冷蔵3～4日 / 冷凍2週間

作り方

1 しいたけ、たけのこは薄切りにし、糸みつばは2cm長さに切る。
2 フライパンにごま油をひいて熱し、豚肉を入れて炒め、しいたけとたけのこも加え炒める。Aを加え、汁気がなくなるまで煮つめる。
3 ボウルに卵を割りほぐし、糸みつば、2を加えて混ぜる。
4 小さめのフライパンにサラダ油をひいて熱し、3を加えて全体を混ぜ、半熟になったら平らにして、ふたをして弱火で焼く。返して裏面も焼く。

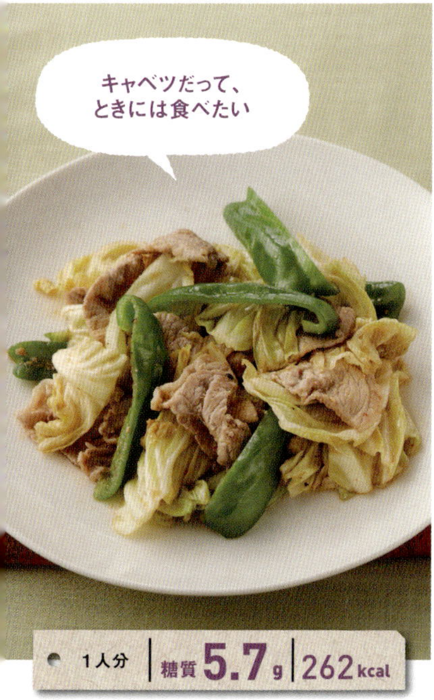
キャベツだって、
ときには食べたい
1人分 糖質5.7g 262kcal

キャベツほどほど、肉増量で糖質をおさえる

回鍋肉

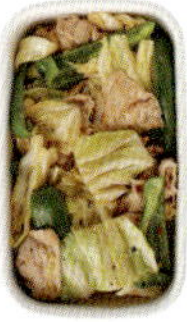

材料(2食分)

豚こま切れ肉…200g
キャベツ…1/4個
ピーマン…2個
サラダ油…大さじ1/2
豆板醤…小さじ1/2
A しょうゆ…大さじ1/2
みそ…大さじ1
水…大さじ1
こしょう…少々

食べるときは?

ラップをして電子レンジで温める。

■ 冷蔵2～3日 / 冷凍不可

作り方

1 キャベツはざく切り、ピーマンはくし形に切る。Aは混ぜ合わせる。
2 フライパンにサラダ油をひいて熱し、豚肉と豆板醤を入れて炒める。
3 キャベツ、ピーマンを加えて炒め、Aを入れて炒め合わせ、こしょうをふって全体を混ぜる。

調味料の代わりにたっぷり薬味を使おう

レンジ蒸し魚

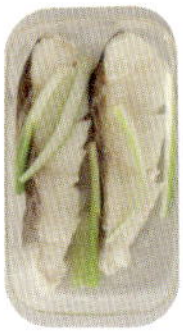

材料（2食分）

たら…2切れ（200g）
長ねぎ…10cm
水…大さじ2
ごま油…小さじ1/2
しょうゆ…小さじ1/2
香菜…1株
おろししょうが…小さじ1/3

食べるときは?

ラップをして電子レンジで温める。細く切ったねぎをのせ、小鍋で熱したごま油をかける。しょうゆをかける。香菜、おろししょうがをのせる。

■ 冷蔵2～3日 / 冷凍不可

作り方

1 ねぎは縦に包丁を入れ、芯をとり、白い部分は細切りにする。
2 耐熱皿にたらを並べ、ねぎの芯をのせて水をかけ、ラップをふんわりとかけ電子レンジ（600w）に2分30秒～3分かける。ねぎの芯は除く。

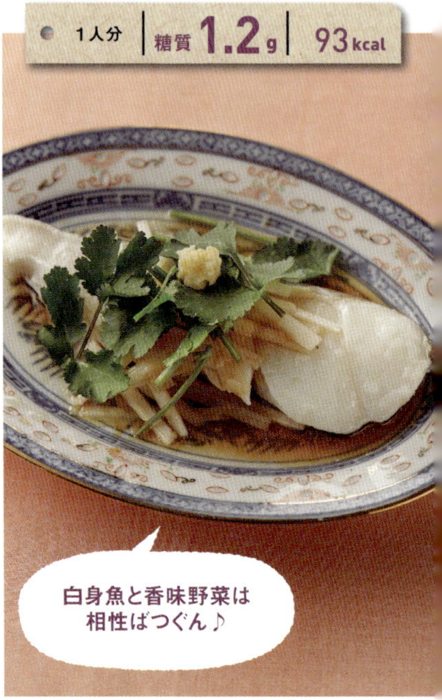
1人分 糖質1.2g 93kcal
白身魚と香味野菜は相性ばつぐん♪

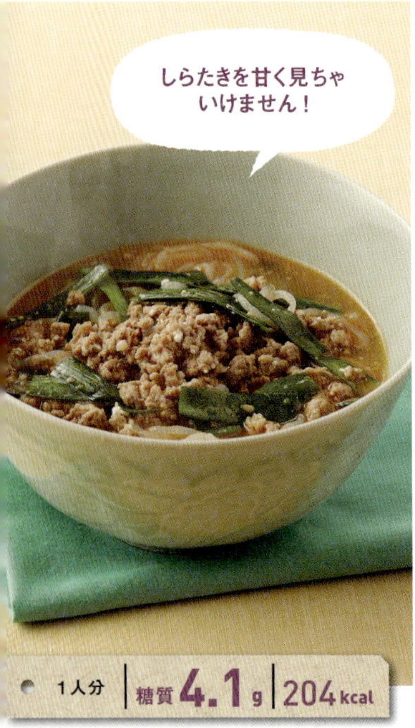
しらたきを甘く見ちゃいけません！
1人分 糖質4.1g 204kcal

コクの隠し味はヨーグルト！

担々麺

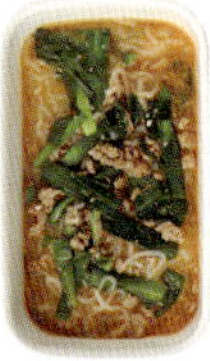

材料（2食分）

しらたき（アク抜き不要）…1袋
豚ひき肉…100g
ごま油…小さじ1
にら…1/3束
水…1/2カップ
鶏がらスープの素…小さじ1
塩…少々
A おろししょうが…小さじ1
おろしにんにく…小さじ1
豆板醤…小さじ1/2
B すりごま…大さじ1
ヨーグルト…大さじ4
しょうゆ…大さじ1

食べるときは?

ラップをして電子レンジで温める。

作り方

1 しらたきは水洗いしてよく水気を切り、食べやすい長さに切る。にらは5cm長さに切る。
2 フライパンにごま油をひいて熱し、豚肉、Aを加えて炒める。
3 水、鶏がらスープの素を加えてひと煮立ちしたら、B、しらたきを加え、さらにひと煮立ちしたらにらを加え、塩で味を調える。

■ 冷蔵2～3日 / 冷凍不可

そのままおやつにも！
味つけゆでたまご

漬けすぎ注意

しょうゆ味

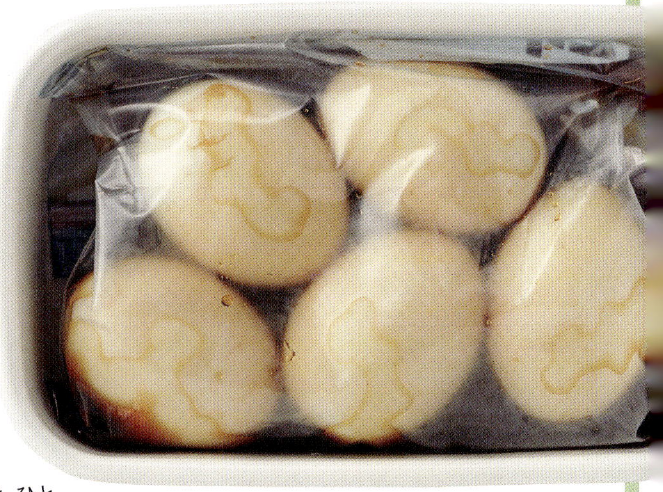

材料

卵…5個

A｜しょうゆ…大さじ2
　｜水…大さじ4

作り方

1 鍋に卵を入れ、かぶる程度の水（分量外）を加えて火にかける。沸騰したら弱火にして9分ゆでる。水にとり、あら熱をとってから殻をむく。

2 小鍋にAを入れて火にかけ、ひと煮立ちしたら火を止めて冷ます。

3 保存袋に1、2を入れ、一晩漬ける。一晩以上になるときは漬け汁から取り出す。

■ 冷蔵2〜3日 / 冷凍不可

1個分 | 糖質 0.9g | 81kcal

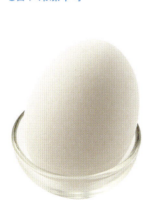

殻のままで味がつく！

しお味

1個分 | 糖質 0.2g | 76kcal

材料

卵…5個
塩…大さじ4
水…350ml

作り方

1 鍋に卵を入れ、かぶる程度の水（分量外）を加えて火にかける。沸騰したら弱火にして9分ゆでる。

2 水に塩（水の重量の約20%量）を合わせてよく混ぜる。

3 卵を湯から上げ、熱いうちに殻のまま2に漬け、冷蔵庫で8時間程度おいたら完成。

■ 冷蔵2〜3日 / 冷凍不可

スープでおなかいっぱい！

食卓にあると、ほっとするのが温かいスープ。おかずがちょっと足りないときも、スープがあれば満たされます。お肉ごろごろの主役スープから、さらっといただける名脇役スープ、和洋中の定番スープまで。これだけ押さえておけば、毎日彩り豊かな食卓をお約束！　これぞ鉄板ラインナップです。

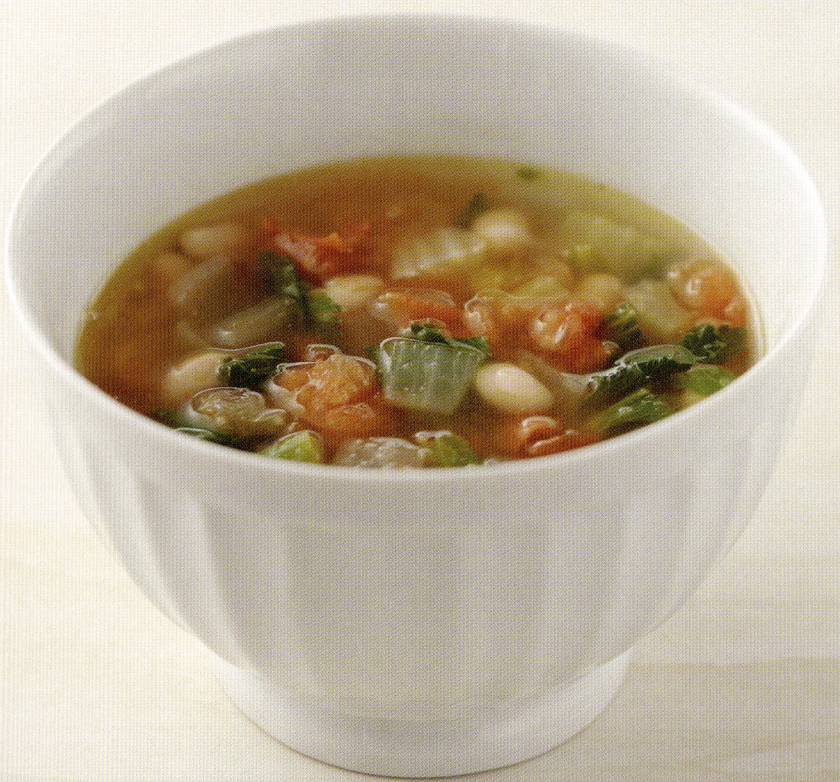

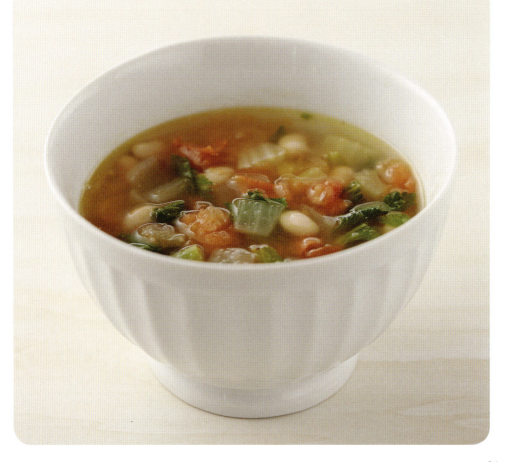

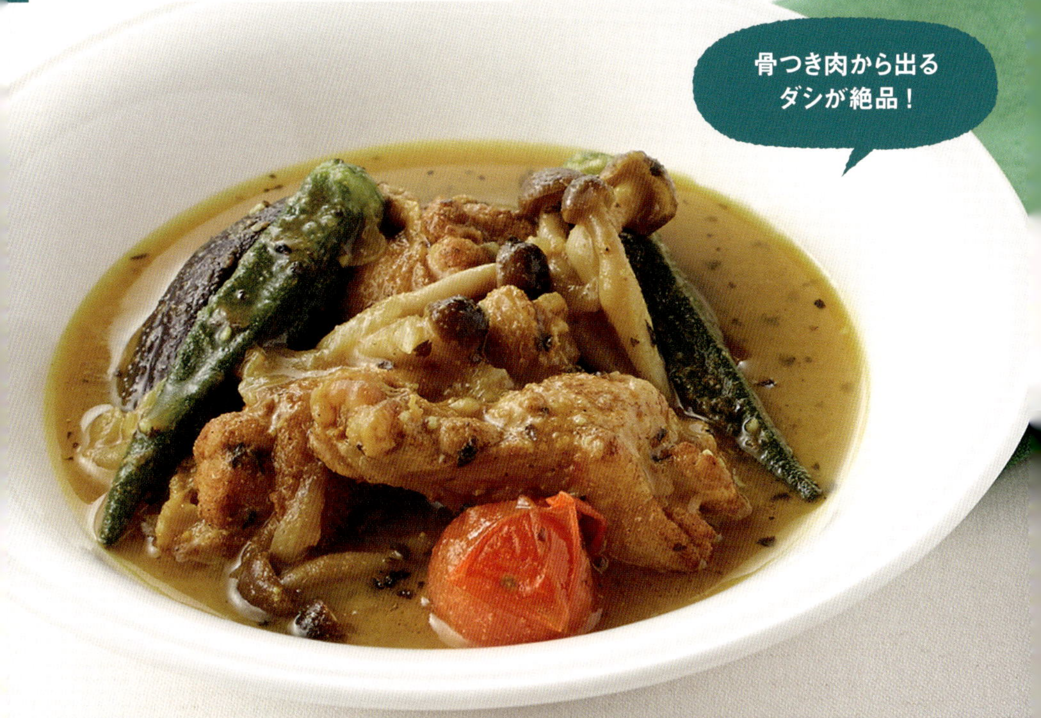

1人分 | 糖質 7.1g | 258kcal

脂肪燃焼を助けるスパイスがたっぷり

スープカレー

材料(2食分)

鶏手羽元…4本(300g)
たまねぎ…1/4個
なす…1本
オクラ…4本
しめじ…小1/2パック
ミニトマト…2個
カレー粉…小さじ2
オリーブオイル…大さじ1/2
顆粒コンソメ…小さじ1/2
水…3カップ
A | おろしにんにく…小さじ1/2
  | おろししょうが…小さじ1/2
B | ドライバジル…小さじ1/2
  | ローリエ…1枚
  | トマトピューレ…大さじ2
塩、こしょう…各少々

作り方

1 鶏手羽元は縦に切り込みを入れて、カレー粉と塩少々(分量外)をもみこむ。
2 たまねぎは薄切りにし、なすは縦6等分にする。オクラはがくを取り、しめじはいしづきをとり小房に分ける。
3 フライパンにオリーブオイルをひいて熱し、鶏手羽元の表面を焼いて一度取り出す。
4 同じフライパンにたまねぎ、Aを加えて炒め、水とコンソメを加えてひと煮立ちしたら、鶏手羽元を戻し入れ、Bを加えて5分煮る。
5 野菜を加えて30〜40分、肉がやわらかくなるまで煮る。塩、こしょうで味を調える。

食べるときは?

ラップをして電子レンジで温める。

■ 冷蔵3〜4日 / 冷凍不可

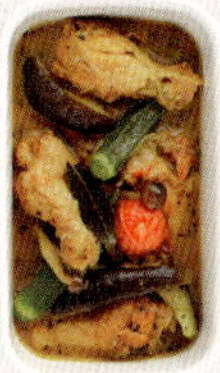

牛乳より低糖質の生クリームでリッチな仕上がり

クラムチャウダー

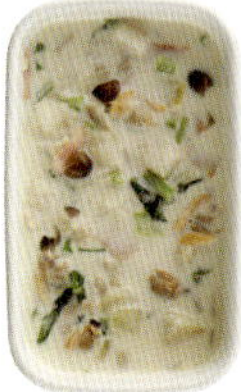

材料（2食分）

あさり（殻つき）…200g
ベーコン…2枚
かぶ（葉つき）…1個
たまねぎ…1/4個
しめじ…小1/2パック
バター…大さじ1/2
生クリーム…1/2カップ
A あさりの蒸し汁＋水
　…1と1/2カップ
　顆粒コンソメ…小さじ1/2
塩、こしょう…各少々

食べるときは？

ラップをして電子レンジで温める。

■ 冷蔵3～4日 / 冷凍不可

作り方

1 あさりは、塩水（分量外・水1カップ＋塩小さじ1）につけて砂抜きする。鍋にあさりと水1/2カップ（分量外）を入れ、ふたをして火にかけ、口が開いたら殻から身を取り出す。汁はとっておく。

2 ベーコン、たまねぎ、かぶは皮つきのまま1cm角に切る。かぶの葉は1.5cm長さに切る。しめじはいしづきをとり1.5cm長さに切る。

3 鍋にバターを入れて熱し、ベーコンを加えて炒め、脂が出てきたらたまねぎを加えて透明になるまで炒める。かぶとしめじを加えてさっと炒め、Aを加えてやわらかくなるまで煮る。

4 3にあさりの身、かぶの葉、生クリームを加えて温め、塩、こしょうで味を調える。

とろみは少ないけど
味はホンモノ

1人分 | 糖質 6.1g | 321kcal

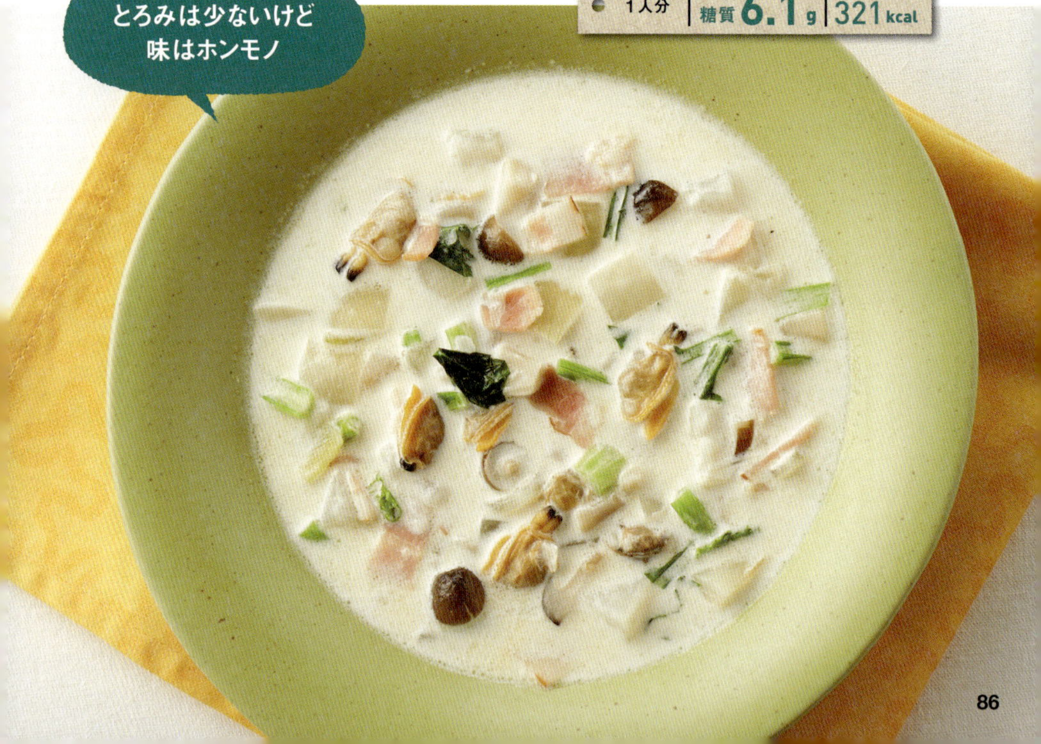

定番の野菜スープにたんぱく質をプラス

大豆のミネストローネ

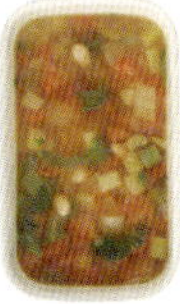

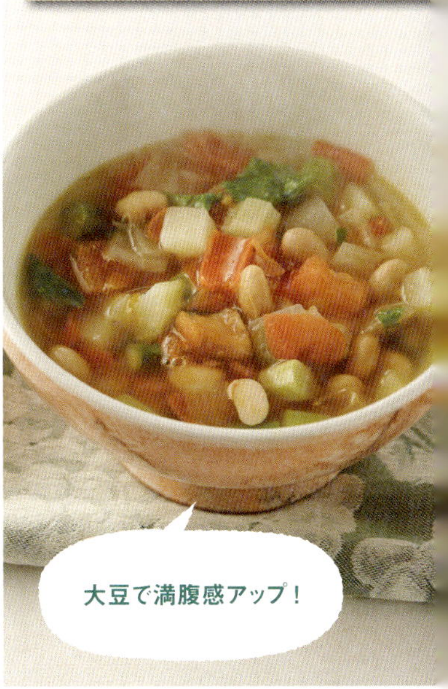
大豆で満腹感アップ!

1人分 | 糖質 **5.8**g | 115kcal

材料(2食分)

大豆水煮…80g
たまねぎ…1/4個
アスパラガス…2本
セロリ…1/2本(葉もふくめる)
トマト…1個
オリーブオイル…大さじ1/2
おろしにんにく…小さじ1/2
A | 顆粒コンソメ…小さじ1/2
　| 水…2カップ
塩、こしょう…各少々

食べるときは?

ラップをして電子レンジで温める。

■ 冷蔵3～4日 / 冷凍2週間

作り方

1 たまねぎ、セロリの茎、トマトは1cm角にし、アスパラガスは1cm幅に切る。
2 鍋にオリーブオイルをひいて熱し、たまねぎ、おろしにんにくを入れて炒める。セロリの茎、アスパラガス、大豆を加え、軽く炒める。
3 水、顆粒コンソメを加えてひと煮立ちしたらトマトを加え、野菜がやわらかくなるまで煮る。
4 刻んだセロリの葉を加え、塩、こしょうで味を調える。

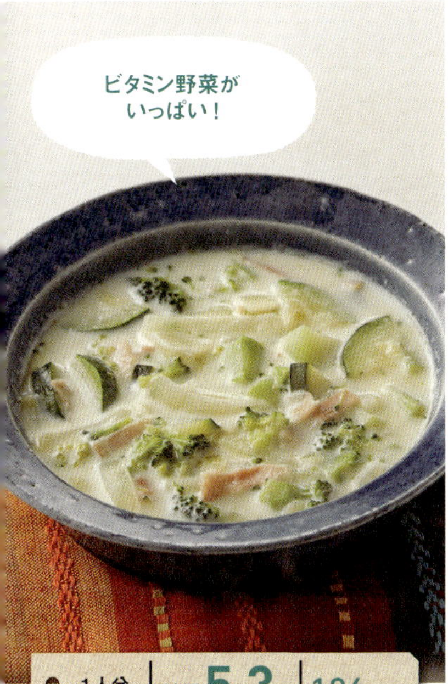
ビタミン野菜が
いっぱい!

1人分 | 糖質 **5.3**g | 126kcal

豆乳で糖質を抑えたミルキースープ

豆乳グリーンスープ

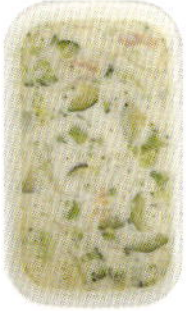

材料(2食分)

ブロッコリー…1/3株
ズッキーニ…1/2本
たまねぎ…1/4個
ベーコン…2枚
バター…大さじ1/2
おろしにんにく…小さじ1/2
豆乳(無調整)…1カップ
塩、こしょう…各少々
A | 水…1カップ
　| 顆粒コンソメ…小さじ1

食べるときは?

ラップをして電子レンジで温める。

■ 冷蔵2～3日 / 冷凍不可

作り方

1 ブロッコリーは小さめの小房に分け、茎は皮をむいて1cm角に切る。ズッキーニはいちょう切り、たまねぎは薄切りにし、ベーコンは1cm幅に切る。
2 鍋にバターを入れて熱し、にんにく、ベーコンを入れて炒める。ベーコンの脂が出たらたまねぎ、ブロッコリー、ズッキーニの順に加えて炒める。
3 水、コンソメを入れて野菜がやわらかくなるまで煮る。
4 豆乳を加えてひと煮立ちしたら、塩、こしょうで味を整える。

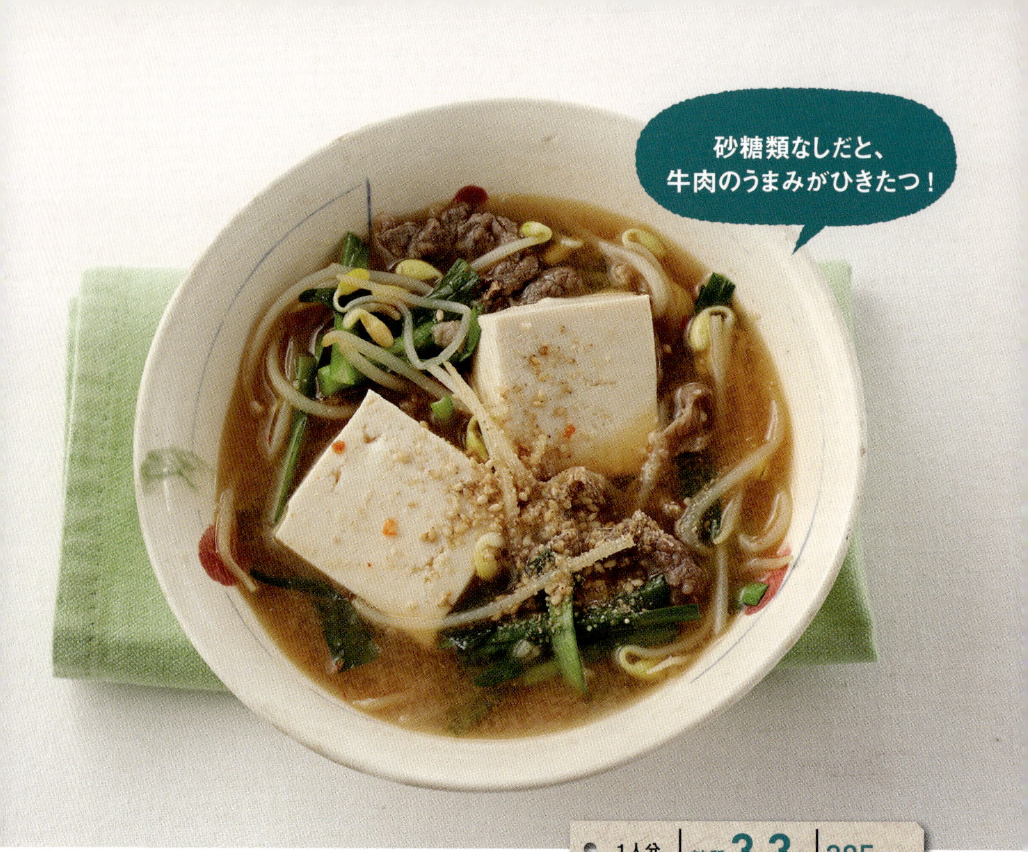

1人分 | 糖質3.3g | 285kcal

高たんぱく&低糖質の優秀スープ

豆腐チゲ

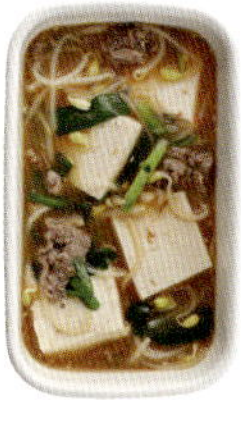

材料（2食分）

木綿豆腐…1/2丁
牛こま切れ肉…100g
にら…1/2束
豆もやし…1/2袋
しょうゆ…大さじ1/2
おろしにんにく…小さじ1/2
ごま油…大さじ1/2
豆板醤…小さじ1/5
みそ…大さじ1/2
A｜水…2カップ
　｜鶏ガラスープの素…小さじ1/2
すりごま…小さじ1/2

作り方

1 牛こま切れ肉に、しょうゆとにんにくをもみこむ。豆腐は4～6等分にし、にらは4㎝長さに切る。
2 鍋にごま油をひいて熱し、牛肉、豆板醤を入れて炒める。Aを加え、もやしを入れる。もやしの豆がやわらかくなるまでふたをして煮る。
3 みそを溶き入れ、豆腐、にらを加える。

食べるときは？

ラップをして電子レンジで温め、すりごまをふる。

■ 冷蔵2～3日 / 冷凍不可

メインになるごちそうスープ

ポトフ

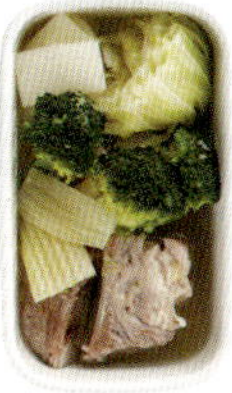

材料（2食分）

豚のスペアリブ…300g
キャベツ…1/4個
セロリ…1/3本
ブロッコリー…1/4個
長ねぎ…1/2本
水…3カップ
ローリエ…1枚
塩、こしょう…各少々
粒マスタード…小さじ1

食べるときは？

ラップをして電子レンジで温め、粒マスタードを添える。

作り方

1 スペアリブは塩小さじ1（分量外）をまぶし、一晩冷蔵庫におく（時間がない場合は20〜30分、常温でおく）。
2 キャベツはくし形、長ねぎとセロリは4㎝長さに切る。ブロッコリーは小房に分ける。
3 鍋に水、スペアリブ、ローリエ、セロリの葉を入れて火にかけ、煮立ったらあくを取り、30分ほど肉がやわらかくなるまで煮る。
4 野菜を加えてやわらかくなるまで煮て、塩、こしょうで味を調える。

■ 冷蔵2〜3日 / 冷凍不可

骨付き肉と
ゴロゴロ野菜で
ウマさ全開！

1人分 | 糖質 6.5g | 421kcal

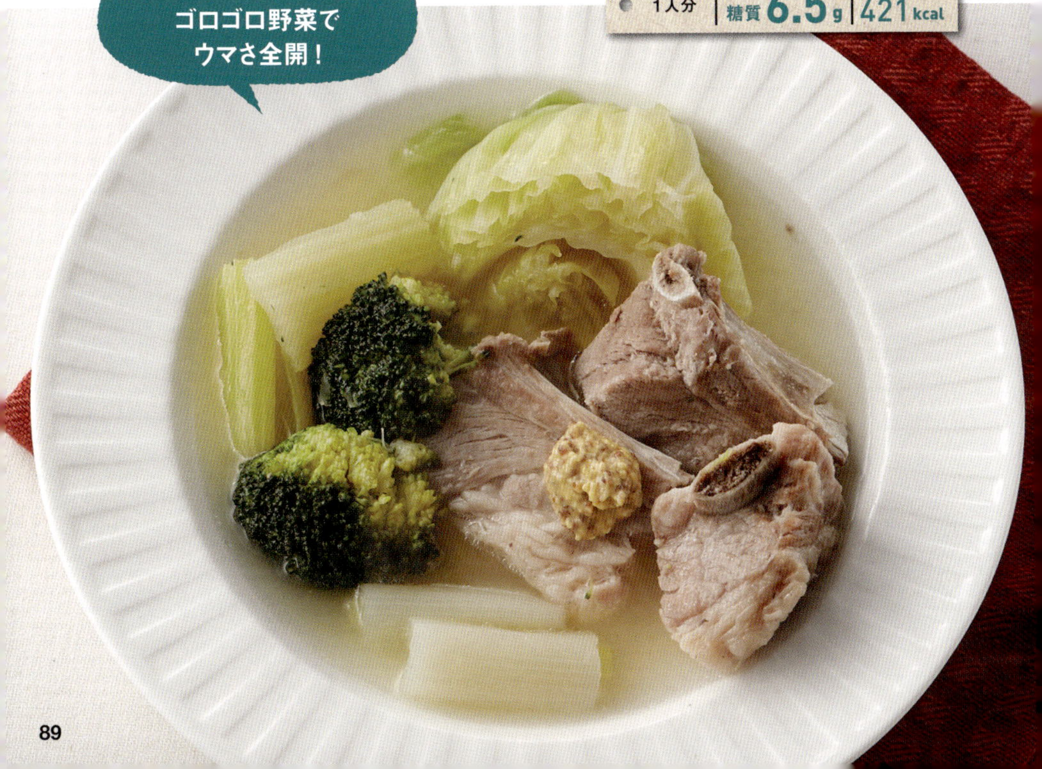

あるとうれしい、定番の味

豚汁

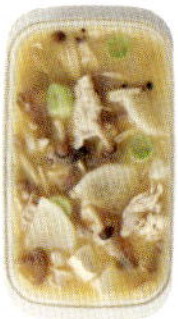

1人分 | 糖質 4.3g | 160kcal

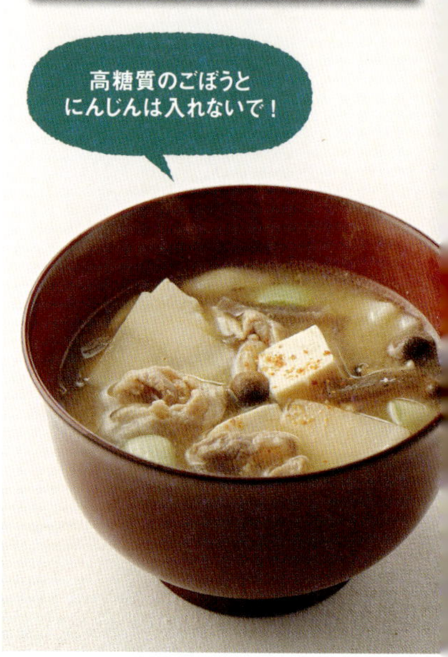
高糖質のごぼうと
にんじんは入れないで！

材料（2食分）

豚こま切れ肉…60g
木綿豆腐…1/4丁
だいこん…30g
糸こんにゃく（アク抜き不要）
…1/4袋
しめじ…1/3パック
長ねぎ…5cm分
ごま油…小さじ1
水…1と1/2カップ
だしの素…小さじ1/2
みそ…大さじ1と1/2
七味唐辛子…少々

食べるときは？

ラップをして電子レンジで温める。お好みで七味をふる。

■ 冷蔵3日 / 冷凍不可

作り方

1 だいこんは3mm厚さのいちょう切り、糸こんにゃくは3cm長さ、長ねぎは1cm長さに切る。しめじは小房に分ける。木綿豆腐は1.5cm角に切る。
2 鍋にごま油をひいて熱し、豚肉を加えて炒め、だいこん、糸こんにゃく、しめじを加えてさらに炒める。
3 水、だしの素、半量のみそを加えて野菜がやわらかくなるまで煮る。
4 豆腐と長ねぎを加えて、残りのみそを溶き入れる。

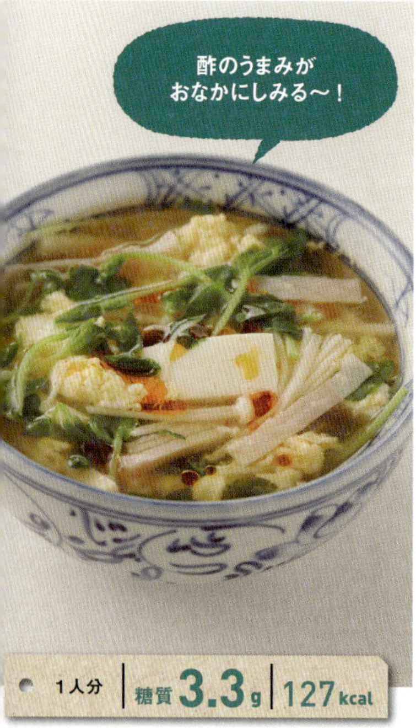
酢のうまみが
おなかにしみる～！

1人分 | 糖質 3.3g | 127kcal

すっぱ辛い刺激がダイエットをサポート

酸辣湯

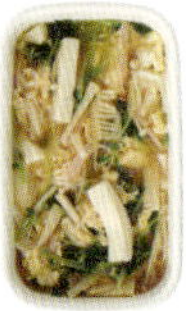

材料（2食分）

絹ごし豆腐…1/4丁
ゆでたけのこ…50g
えのき…1/2袋
ハム…2枚
豆苗…1/3袋
卵…1個
水…2カップ
鶏ガラスープの素…小さじ1/2
塩…少々
しょうゆ…小さじ1
穀物酢…大さじ1
ラー油…適量

食べるときは？

ラップをして電子レンジで温め直し、穀物酢とお好みでラー油をかける。

■ 冷蔵2～3日 / 冷凍不可

作り方

1 絹ごし豆腐は拍子木切りにする。ゆでたけのこは穂先を薄切りにし、根元は短冊切りにする。えのきはいしづきをとり長さを半分に切る。ハムは細切りに切る。
2 鍋に水を入れて火にかけ、鶏ガラスープの素を加える。ひと煮立ちしたら、ハム、豆腐、たけのこ、えのきを加えて煮る。
3 塩としょうゆを加えて味を調え、割りほぐした卵を加えてフワッとしたら3cm長さに切った豆苗を加える。

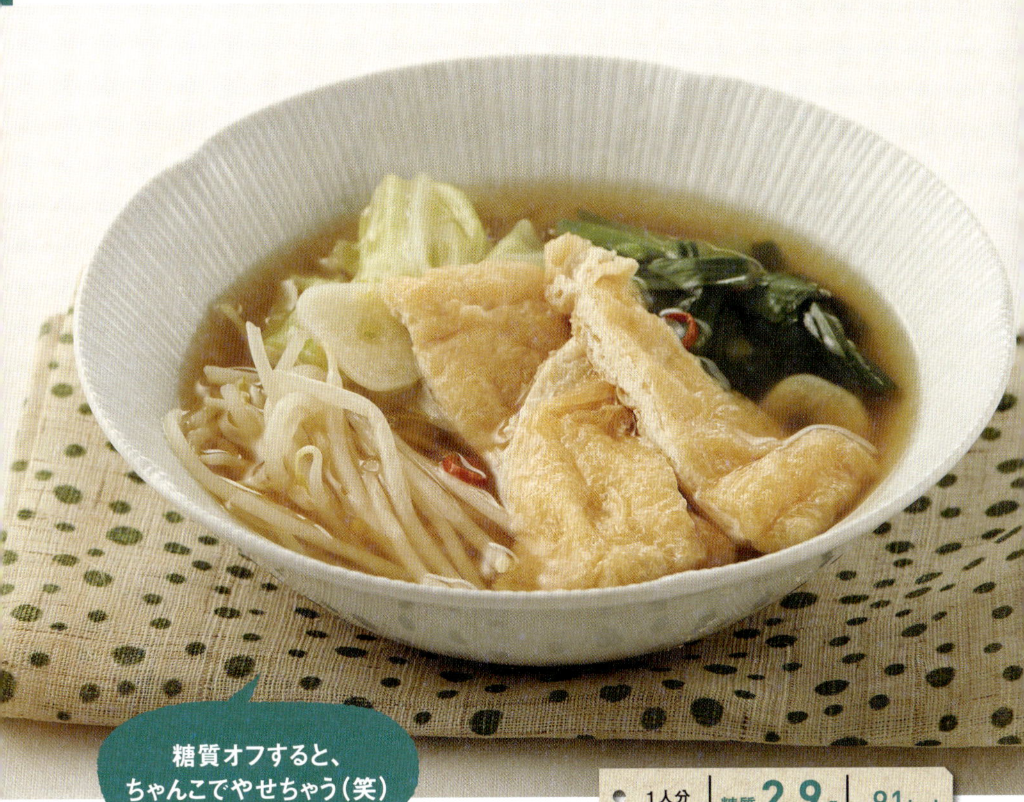

糖質オフすると、
ちゃんこでやせちゃう(笑)

1人分 | 糖質 2.9g | 91kcal

うまみを吸った油揚げが絶品

ちゃんこスープ

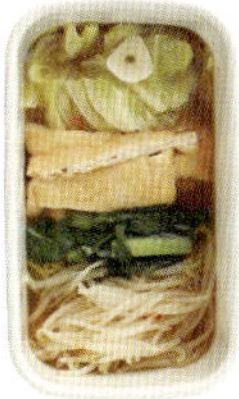

材料（2食分）

油揚げ…1枚
キャベツ…1枚
もやし…1/2袋
にら…1/2束
水…2カップ
だしの素…小さじ1/2
にんにく…1/2片
しょうゆ…小さじ1
輪切り唐辛子…3つ

食べるときは?

ラップをして電子レンジで温め直す。

作り方

1 油揚げは三角形に切る。キャベツはざく切り、にらは4cm幅に切る。にんにくは薄切りにする。
2 鍋に水とにんにくを入れて強火にかける。沸騰したら、だしの素、油揚げ、しょうゆを入れ、ひと煮立ちさせる。
3 キャベツ、もやしを加えて煮る。最後ににらを加えてひと煮立ちさせ、輪切り唐辛子を加える。

■ 冷蔵2～3日 / 冷凍不可

ミネラルたっぷり、低い糖質

わかめ、しいたけ、豆苗のスープ

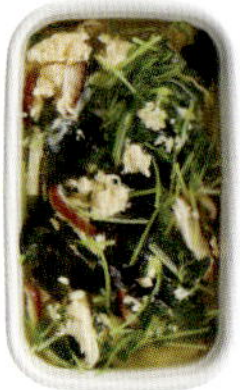

材料（2食分）

乾燥わかめ…山盛り小さじ2
しいたけ…2個
豆苗…1/2袋
おろししょうが…小さじ1/2
卵…1個
鶏ガラスープの素…小さじ1/2
水…2カップ
塩…小さじ1/5
こしょう…少々
しょうゆ…少々

■ 冷蔵3日 / 冷凍不可

作り方

1 しいたけは笠は薄切りに、軸は細く裂く。豆苗は3cm長さに切る。
2 鍋に水を入れて火にかけ、鶏ガラスープを加える。しいたけ、わかめ、豆苗、しょうがの順に入れて、塩で味を調える。
3 ひと煮立ちしたら割りほぐした卵をまわし入れ、こしょうをふる。

食べるときは？

ラップをして電子レンジで温め、しょうゆを香り付け程度に数滴落とす。

こってり料理と一緒に食べたい！

1人分 | 糖質 1.3g | 53kcal

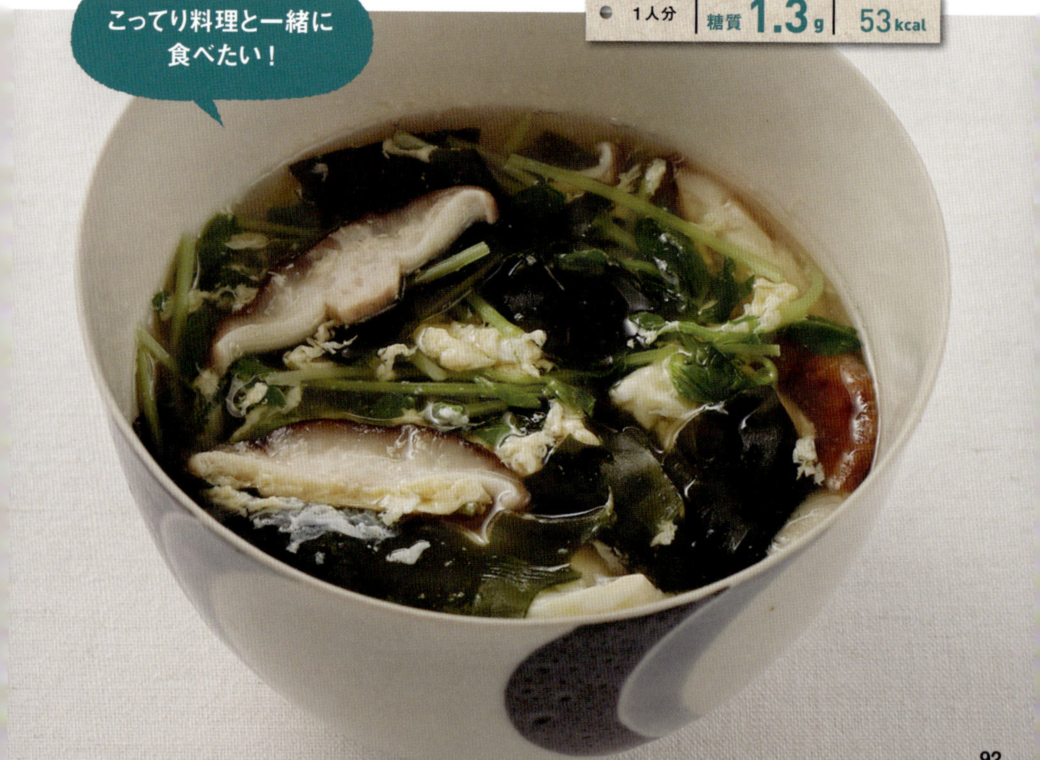

第3章

あるとうれしい
サイドおかず、
調味料

漬けておく間においしくなる小鉢ものや、
いろんなものに使える、手作りたれやドレッシング。
手間は少なく、おいしく糖質をセーブしましょ。

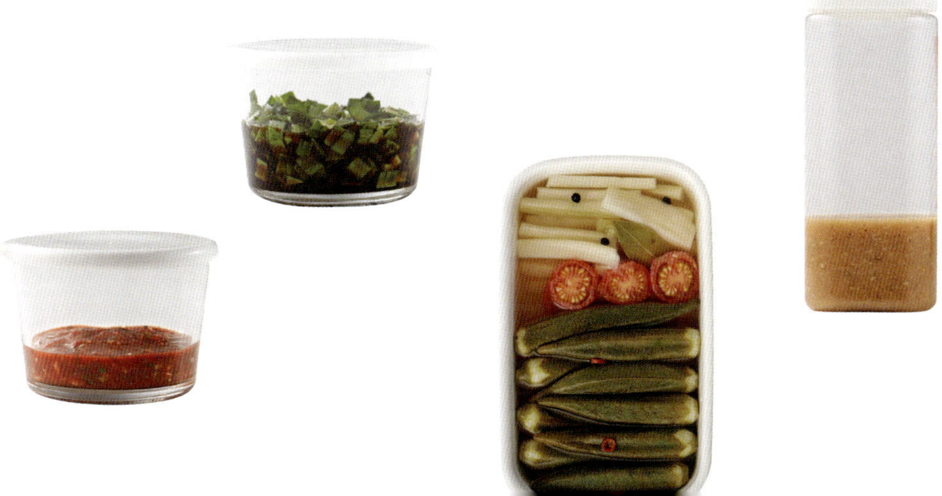

漬けておくおかず

切って、保存容器に入れて、調味液に漬けておくだけ。あとは時間がおいしくしてくれる……そんなお助けレシピをいくつか覚えておくと便利です。浅漬けのときと古漬けのときの味わいの差を楽しむのもよく、漬け汁をドレッシングにするなどの二次使用も可。かんたんなのに奥深い料理なのです。

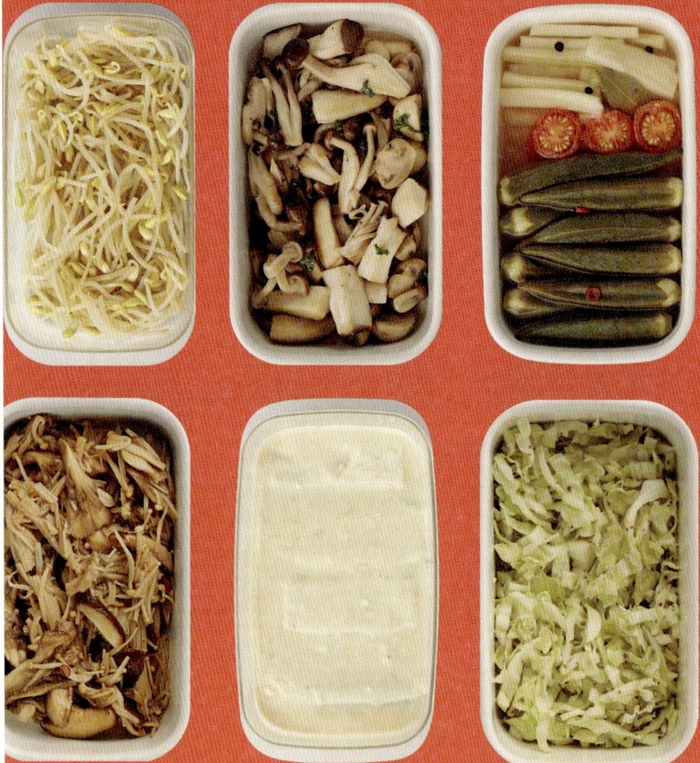

炭水化物の代わりになる
ボリューム！

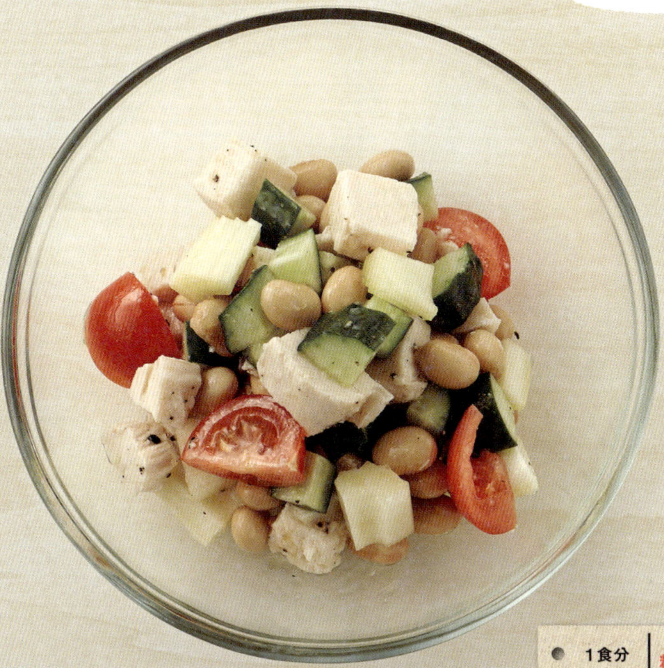

1食分 | 糖質 2.9g | 173kcal

大豆とチキンのたんぱく質が代謝のいい体をつくる

大豆のサラダ

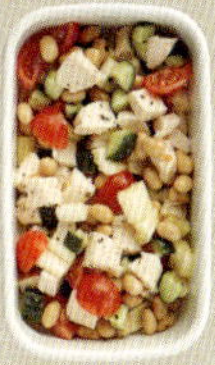

材料（2食分）

大豆水煮…60g
サラダチキン
（レモンペッパー味 42ページ参照）…80g
きゅうり…1/2本
セロリ…1/2本
ミニトマト…3個
A レモン汁…大さじ1/2
　塩…小さじ1/3
　こしょう…少々
　オリーブオイル…大さじ1

作り方

1 サラダチキン、きゅうり、セロリは1㎝角に切り、ミニトマトは4つ割りにする。
2 ボウルにAのレモン汁、塩、こしょうを入れて塩が溶けるまで混ぜ、最後にオリーブオイルを加えて混ぜ合わせる。1を加えて和える。

食べるときは？

そのまま食べる。

■ 冷蔵2～3日　冷凍不可

自分で作ったのに、
なんだかプロの味〜♪

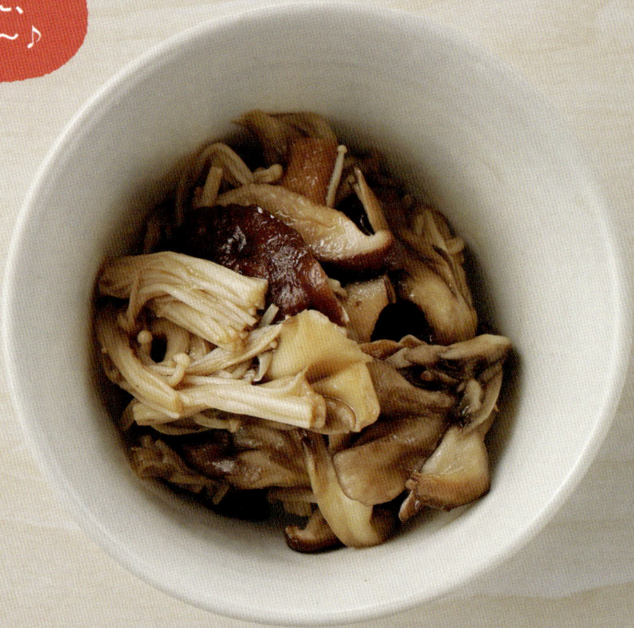

美容効果もうれしいきのこをたっぷりと

きのこの酢じょうゆ漬け

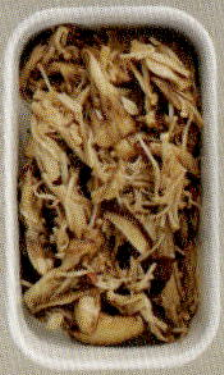

材料（4食分）

まいたけ…1パック
えのき…1パック
しいたけ…3枚
A しょうゆ…大さじ1
　穀物酢…大さじ1
　おろししょうが…小さじ1
　輪切り唐辛子…3個
オリーブオイル…大さじ1/2
塩…少々

作り方

1 まいたけは小房に分け、えのきはいしづきをとって長さを2等分に、しいたけはいしづきをとって1㎝幅に切る。
2 フライパンにオリーブオイルをひいて熱し、1を入れて塩をふり、強火で焼きつける。
3 ボウルにAを入れて混ぜ、2が熱いうちに加えて混ぜる。

食べるときは？

そのまま食べる。

■ 冷蔵4〜5日 / 冷凍2週間

1人分 | 糖質 2.0g | 59kcal

糖質ゼロのもやしをおいしく食べる

豆もやしのナムル

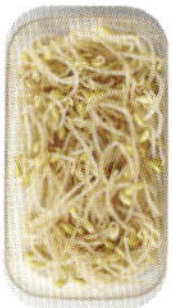

1人分 | 糖質0.4g | 95kcal

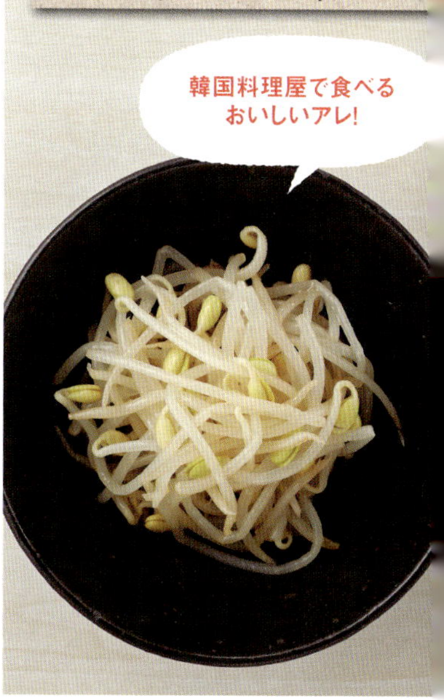
韓国料理屋で食べる
おいしいアレ!

材料(2食分)

豆もやし…1袋
塩…少々
A ごま油…大さじ1
　塩…小さじ1/4
　しょうゆ…少々
　おろしにんにく…少々

食べるときは?

そのまま食べる。

■ 冷蔵2～3日 / 冷凍不可

作り方

1 豆もやしを鍋に入れ、ひたひたの水(分量外)と塩少々を加え、ふたをして火にかける。
2 豆がやわらかくなったら、ざるに上げる。ボウルにAを入れて混ぜ、豆もやしが熱いうちに加えて混ぜる。

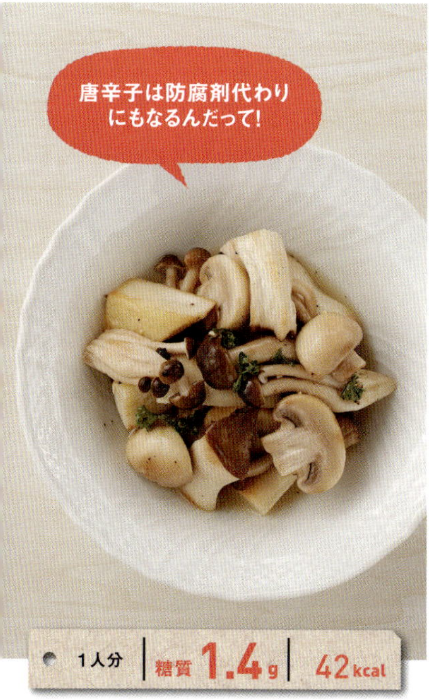
唐辛子は防腐剤代わり
にもなるんだって!

1人分 | 糖質1.4g | 42kcal

肉料理と一緒にどうぞ

きのこのマリネ

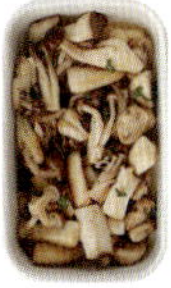

材料(4食分)

マッシュルーム…1/2パック
エリンギ…1パック
しめじ…1パック
オリーブオイル…大さじ1
塩…ひとつまみ
A レモン汁…大さじ1
　塩…小さじ1/2弱
　こしょう
　パセリ…大さじ1
　輪切り唐辛子…3個

食べるときは?

そのまま食べる。

■ 冷蔵4～5日 / 2週間

作り方

1 マッシュルームは半分に切る。エリンギは長さを半分に切り、縦に二つか四つに割り、しめじはいしづきをとり小房にわける。
2 フライパンにオリーブオイルをひいて熱し、1を入れて塩をふり、強火で焼きつける。
3 ボウルにAを入れて混ぜ、2が熱いうちに加えて和える。

糖質高めのキャベツだけど、つけあわせならOK！

コールスロー

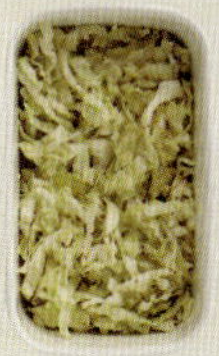

材料（4食分）

キャベツ…1/4個（200g）

A
- オリーブオイル…大さじ1
- 穀物酢…大さじ1
- 粒マスタード…大さじ1/2
- マヨネーズ…大さじ1
- 塩小さじ…1/3
- こしょう…少々

作り方

1 キャベツは細切りにする。
2 ボウルにAを入れて混ぜ、キャベツを加えて和える。30分置いてなじませる。

食べるときは？

そのまま食べる。

■ 冷蔵2～3日 / 冷凍不可

● 1人分 | 糖質 2.2g | 50kcal

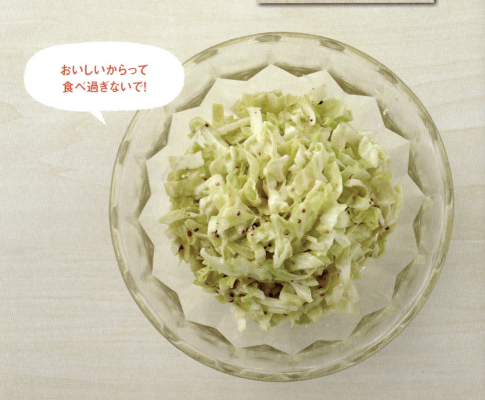

おいしいからって
食べ過ぎないで!

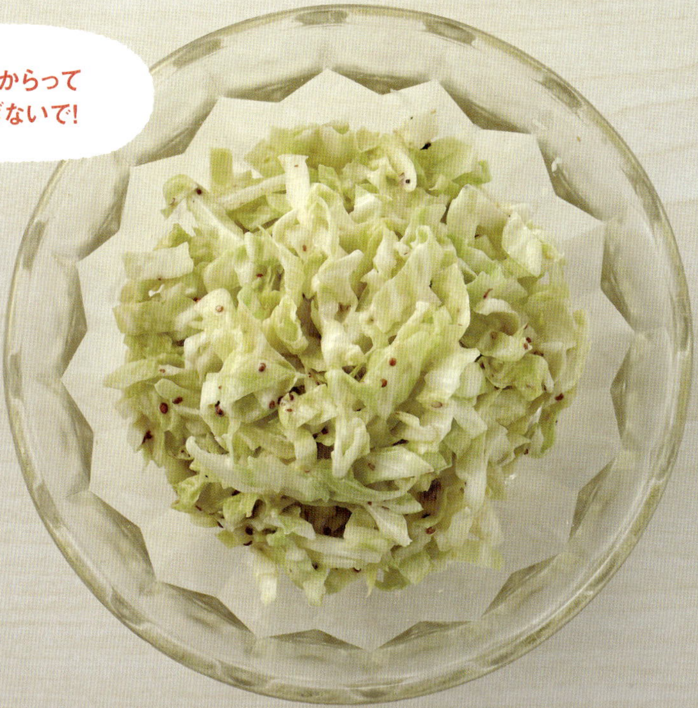

お肉や煮込み料理と召し上がれ！

レンジピクルス

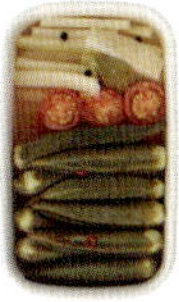

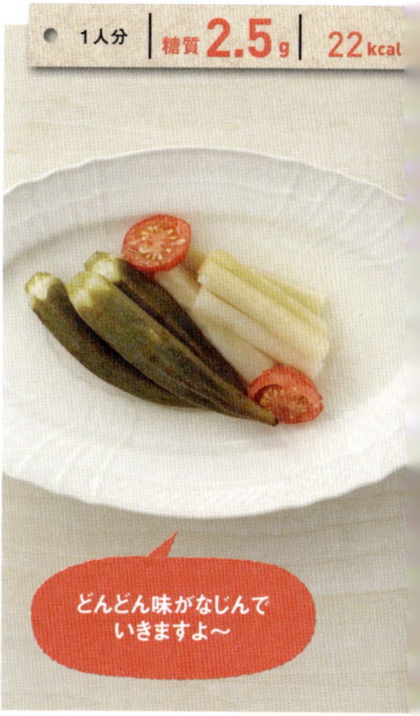
1人分 | 糖質2.5g | 22kcal
どんどん味がなじんでいきますよ〜

材料（4食分）

オクラ…10本
セロリ（葉はのぞく）…1本
プチトマト…4個
A
酢…1/2カップ
水…1カップ
塩…小さじ1
ローリエ…1枚
粒こしょう…5粒
輪切り唐辛子…3個

作り方

1 オクラはがくを取り、セロリは長さ4cmの細切りにする。

2 電子レンジ対応容器にAをに入れて混ぜ、1を加え、ふんわりラップをかけて電子レンジ（600w）で3分加熱する。半分に切ったプチトマトを加える。あら熱がとれたら冷蔵庫に入れ、半日おくと漬かる。

食べるときは？

そのまま食べる。

■ 冷蔵6〜7日 / 冷凍不可

※プチトマトは1〜2日で食べる。

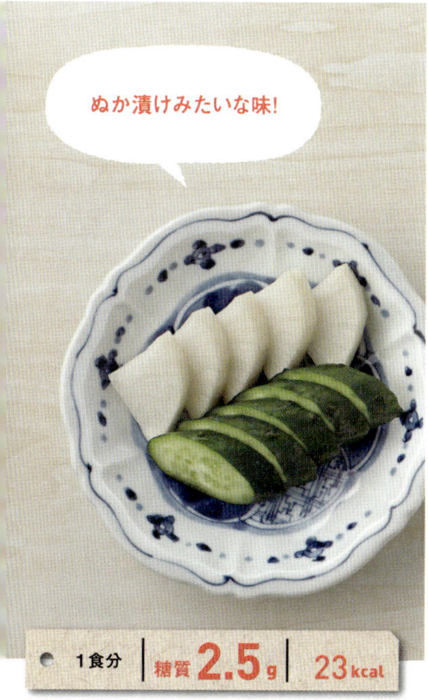
ぬか漬けみたいな味!
1食分 | 糖質2.5g | 23kcal

酸味の強いヨーグルトを使うのがおすすめ

野菜のヨーグルト漬け

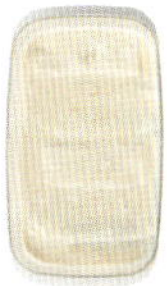

材料（4食分）

だいこん…8cm
きゅうり…2本
A
無糖ヨーグルト…200g
塩…小さじ2
みそ…大さじ1

作り方

1 だいこんは縦4つに切り、きゅうりは長さを半分に切る。

2 保存容器にAを入れてよく混ぜ合わせ、1を加えて漬ける。冷蔵庫に入れ、きゅうりは4時間ほど、だいこんは一晩で漬かる。ヨーグルトの漬け床は冷蔵で2回使用可能。

食べるときは？

漬け床から出し、軽く洗ってから食べやすい大きさに切る。

■ 冷蔵3〜4日 / 冷凍不可

大豆粉を使って粉モノを作ろう！

薄力粉の糖質が100gで76gあるのに対して、大豆を低温焙煎して作る大豆粉の糖質はおよそ18g。だから、無性に食べたくなる粉モノだって糖質20g以下のルールをクリア！　大豆粉バンザイです。

小麦粉NGでも大豆粉で作れる！

お好み焼き

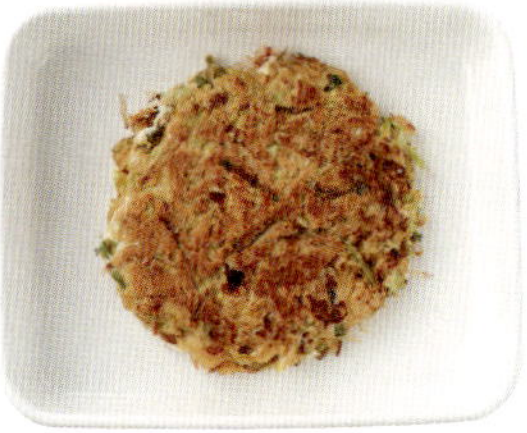

材料（1枚・2食分）

豚バラ薄切り肉…30g
キャベツ…1枚
万能ねぎ…1本
大豆粉…50g
卵…1個
水…1/3カップ
だしの素…少々
サラダ油…小さじ1
A｜ウスターソース…小さじ1
　｜しょうゆ…小さじ1
マヨネーズ…大さじ1と1/2
かつおぶし…2g
青のり…少々

作り方

1 豚バラ肉は6cm長さ、キャベツは細切り、万能ねぎは4cm長さに切る。
2 ボウルに卵を割りほぐし、水、だしの素、大豆粉を加えてよく混ぜ、キャベツ、万能ねぎを入れて混ぜる。
3 サラダ油をひいて熱したフライパンに豚バラ肉を並べ、その上に2を流し入れる。弱火で両面を焼く。

食べるときは？

ラップをして電子レンジで温める。Aを合わせたたれ、マヨネーズをかけ、かつおぶし、青のりをふる。

■ 冷蔵2～3日 / 冷凍2～3週間

1人分 | 糖質4.9g | 301kcal

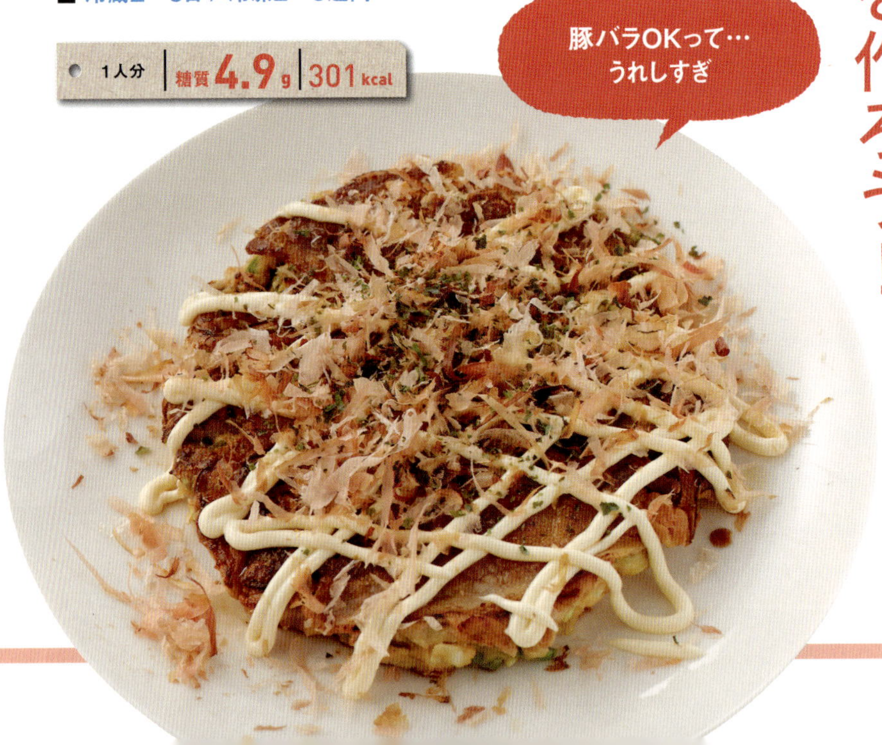

大豆粉の甘みと
海鮮のうまみがいい感じ

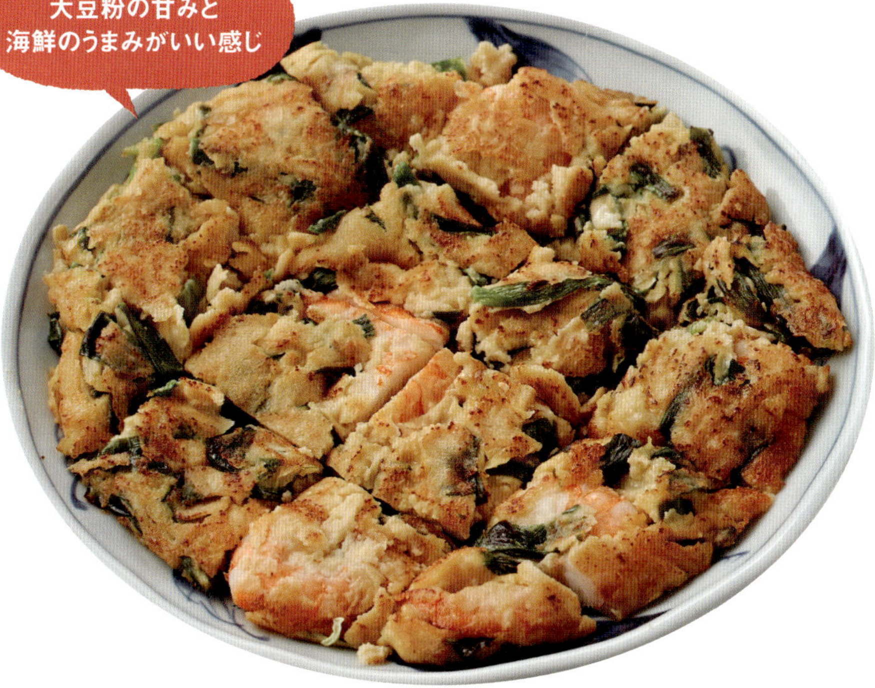

チーズ入り！ たれもかんたん手作りで！

海鮮チヂミ

1人分 | 糖質5.3g | 275kcal

材料（1枚・2食分）

えび…5尾
にら…1/2束
ピザ用チーズ…30g
大豆粉…50g
卵…1個
水…大さじ4
ごま油…大さじ1/2
A しょうゆ…大さじ1
　穀物酢…大さじ1
　すりごま…少々

作り方

1 えびは殻をむいて背わたをとり、にらは4cm長さに切る。
2 ボウルににら、大豆粉を入れてさっと混ぜ、割りほぐした卵、水を入れてさらに混ぜ、えびとチーズも加えて全体を混ぜる。
3 ごま油をひいて熱したフライパンに2を広げ、弱火で両面を焼く。

食べるときは？

ラップをして電子レンジで温める。Aを合わせたたれをつけて食べる。

■ 冷蔵2〜3日 / 冷凍2〜3週間

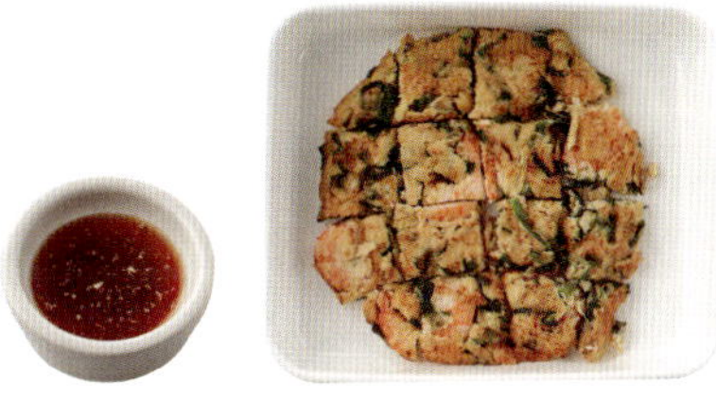

〝作りおきだれ〟とおかず

いくらＯＫ＆安心食材とはいえ、毎日毎食食べていたら、そりゃ飽きます。そんなときはいつもの素材を鮮やかに〝味変〟してくれる〝たれ〟の出番です。ゆでただけ、焼いただけのシンプル料理も、あっという間に新鮮おかずに。糖質量にこだわったおいしいたれを、肉に野菜にたっぷりどうぞ。

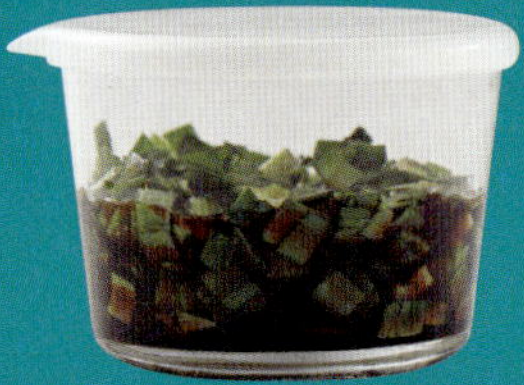

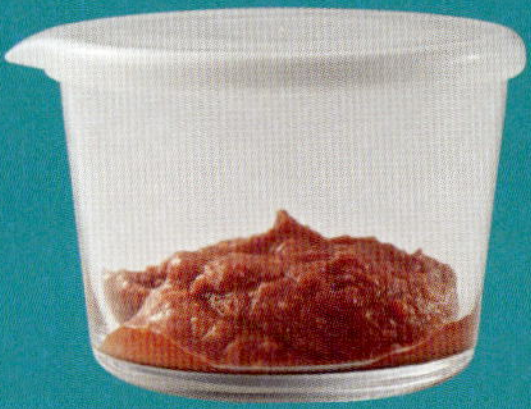

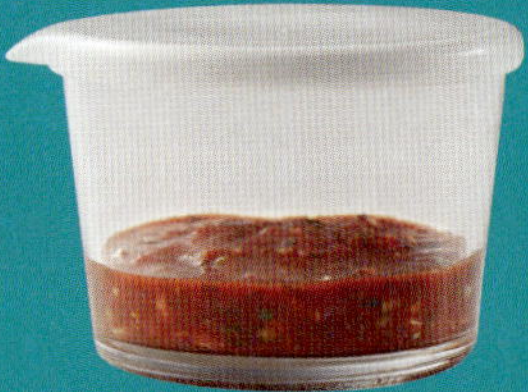

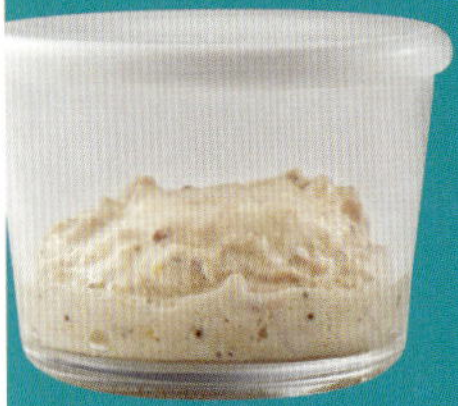

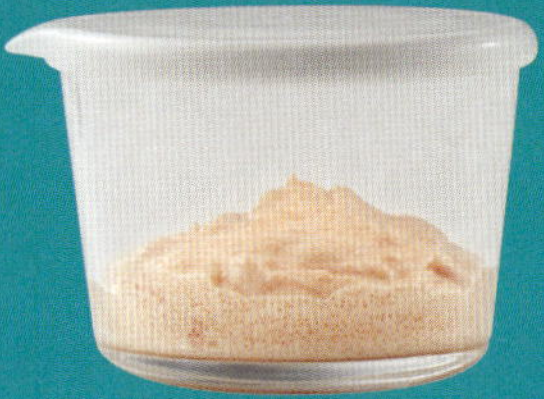

“たれ”というより、1品メニューに近い!?

● ツナソース

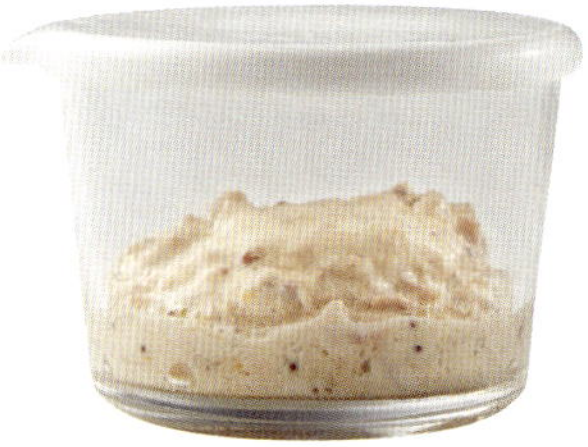

材料

ツナ…1缶（60g、油を切る）
マヨネーズ…大さじ1と1/2
粒マスタード…大さじ1/2

作り方

ツナは油をきり、ざっとほぐしてマヨネーズ、粒マスタードとよく混ぜる。

■ 冷蔵3～4日 / 冷凍不可

全量 | 糖質 1.5g | 301kcal

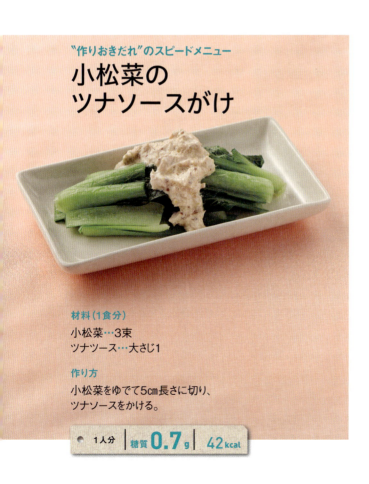

“作りおきだれ”のスピードメニュー

小松菜のツナソースがけ

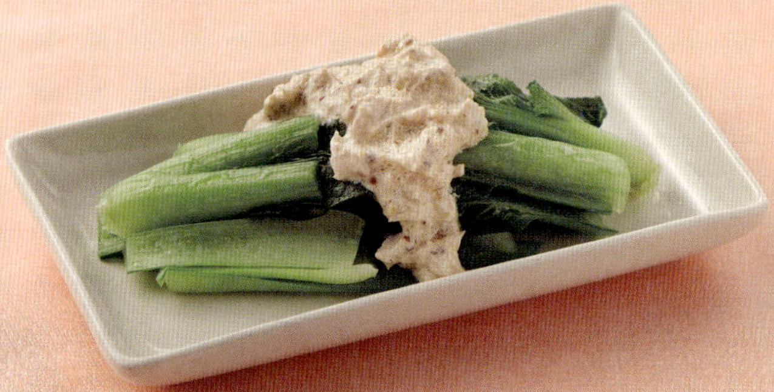

材料（1食分）

小松菜…3束
ツナソース…大さじ1

作り方

小松菜をゆでて5cm長さに切り、ツナソースをかける。

1人分 | 糖質 0.7g | 42kcal

淡泊な食材にアクセントを加える

チリソース

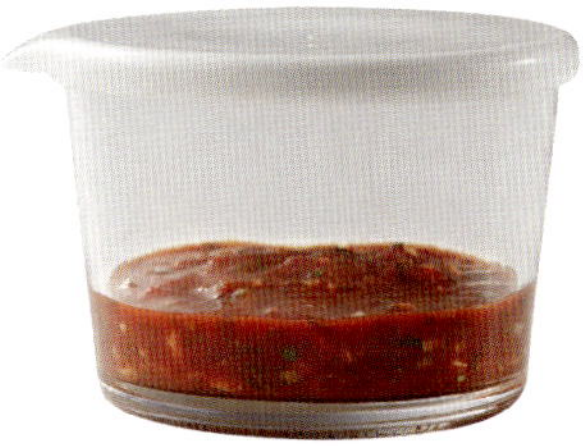

材料

トマトピューレ…大さじ3
しょうゆ…小さじ1/2
ごま油…小さじ1
おろししょうが…小さじ1/4
長ねぎ(みじん切り)…大さじ1/2
豆板醤…小さじ1/10

作り方

すべての材料を合わせて混ぜる。

■ 冷蔵4〜5日 / 冷凍不可

全量 | 糖質 4.4g | 61kcal

"作りおきだれ"のスピードメニュー

サラダチキンのチリソースがけ

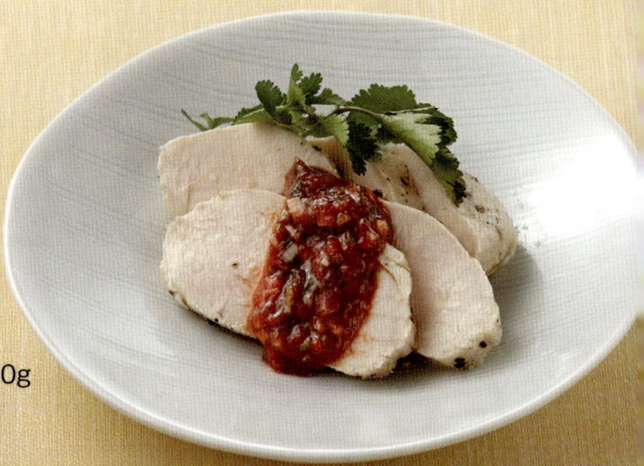

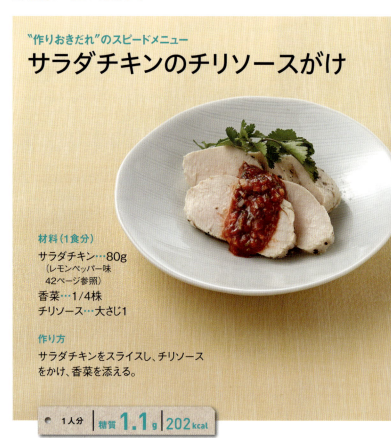

材料(1食分)

サラダチキン…80g
(レモンペッパー味 42ページ参照)
香菜…1/4株
チリソース…大さじ1

作り方

サラダチキンをスライスし、チリソースをかけ、香菜を添える。

1人分 | 糖質 1.1g | 202kcal

和風&中華のおかずにちょい足し

にらしょうゆ

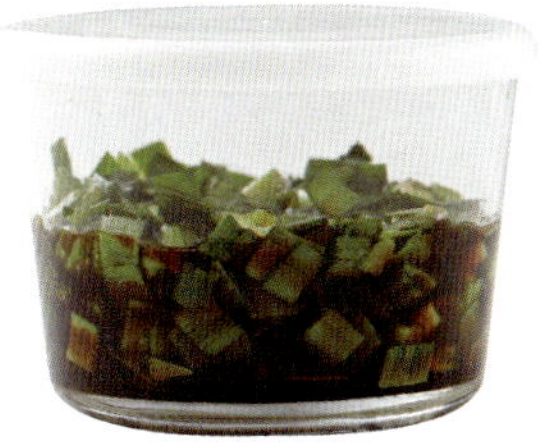

材料

にら…1/2束
しょうゆ…大さじ4
ごま油…大さじ1/2
輪切り唐辛子…3個

作り方

にらは1㎝長さに切る。すべての材料を合わせて混ぜる。

■ 冷蔵4～5日 / 冷凍不可

全量 | 糖質 8.2g | 124kcal

“作りおきだれ”のスピードメニュー

中華風冷ややっこ

材料（1食分）

豆腐…1/4丁
にらしょうゆ…大さじ1/2

作り方

豆腐に、にらしょうゆをかける。好みで穀物酢少々をかけてもおいしい。

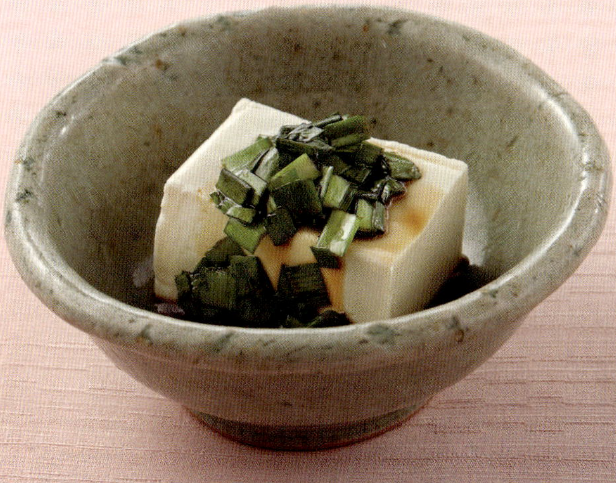

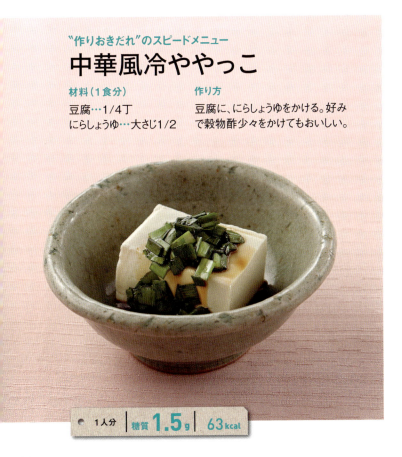

1人分 | 糖質 1.5g | 63kcal

うまみの強いみそとトマトが合体

みそトマト

材料

みそ…大さじ3
トマトピューレ…大さじ3

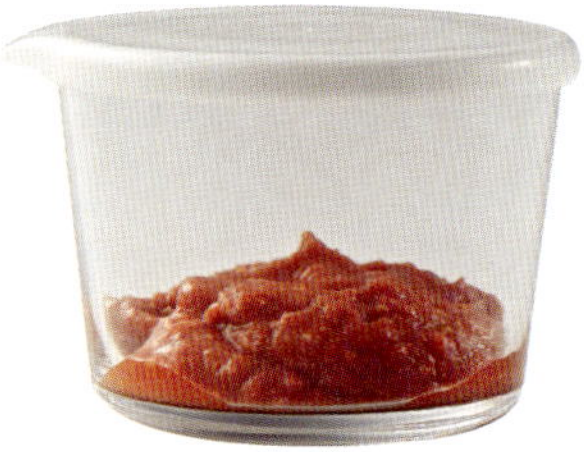

作り方

みそとトマトピューレを合わせて混ぜる。

■ 冷蔵4～5日 / 冷凍不可

全量 | 糖質 12.8g | 122kcal

"作りおきだれ"のスピードメニュー

厚揚げのみそトマト焼き

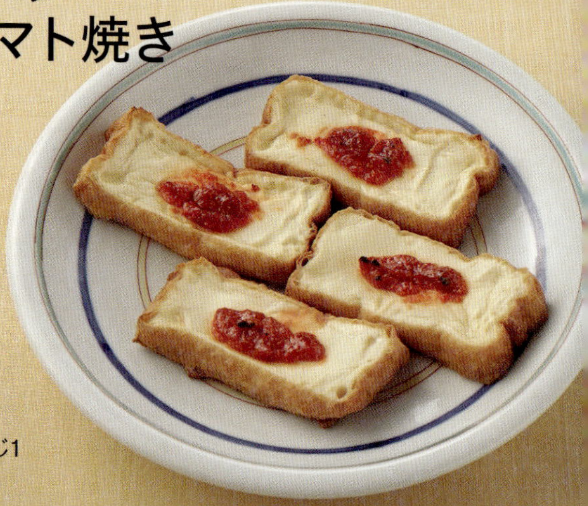

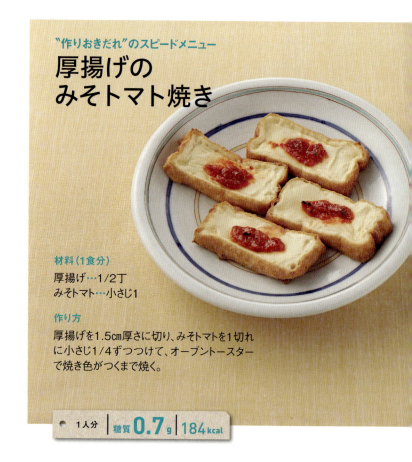

材料（1食分）

厚揚げ…1/2丁
みそトマト…小さじ1

作り方

厚揚げを1.5cm厚さに切り、みそトマトを1切れに小さじ1/4ずつつけて、オーブントースターで焼き色がつくまで焼く。

1人分 | 糖質 0.7g | 184kcal

きれいな色で食卓を彩る

明太マヨ

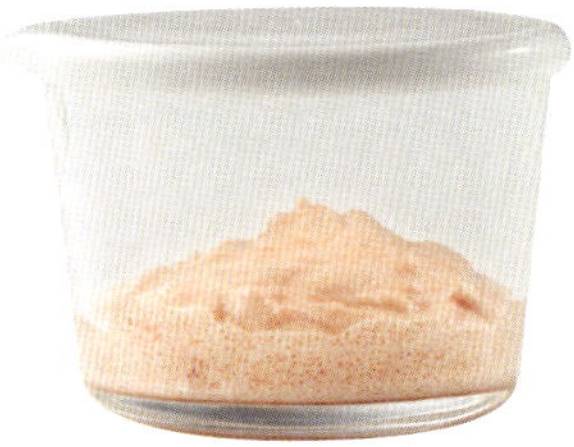

材料

明太子…1/2腹(40g)
マヨネーズ…大さじ3
しょうゆ…小さじ1/2
レモン汁…小さじ1

作り方

明太子の薄皮を除く。すべての材料を合わせて混ぜる。

■ 冷蔵2〜3日 / 冷凍不可

全量 | 糖質 2.1 g | 295 kcal

“作りおきだれ”のスピードメニュー

明太マヨスプラウト

材料(1食分)

かいわれだいこん
…1/2パック
明太マヨ…大さじ1/2

作り方

かいわれだいこんは根元を切り落とし、明太マヨをかける。

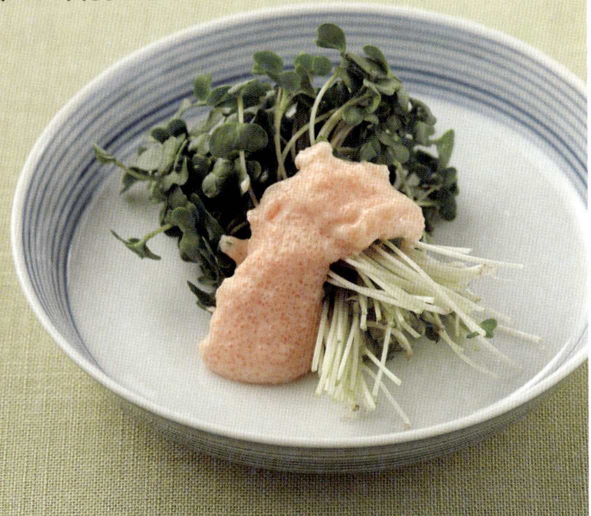

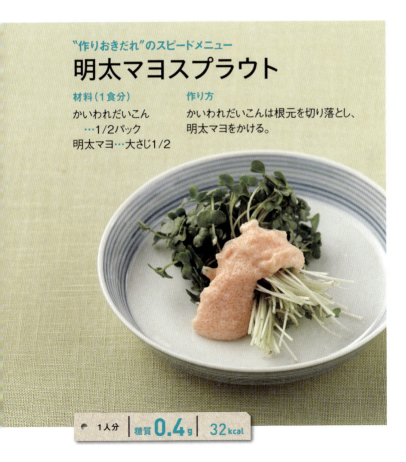

1人分 | 糖質 0.4 g | 32 kcal

基本のたれはもう買わない！

混ぜるだけでできる低糖だれ

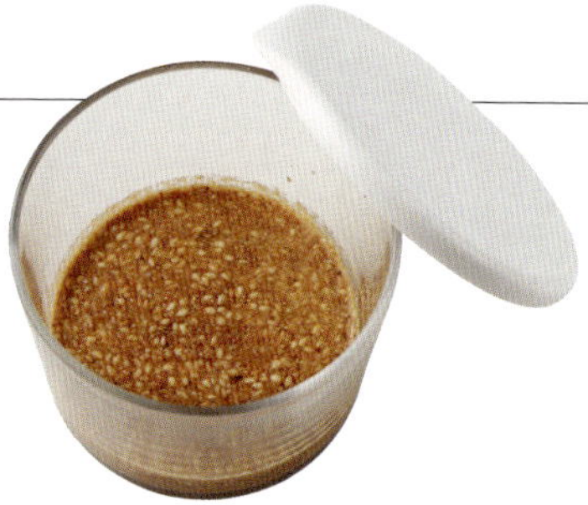

ごまだれ

材料

すりごま…大さじ3
しょうゆ…大さじ2
穀物酢…大さじ1
輪切り唐辛子…3個

■ 冷蔵5日 / 冷凍不可

全量 | 糖質 5.6g | 191kcal

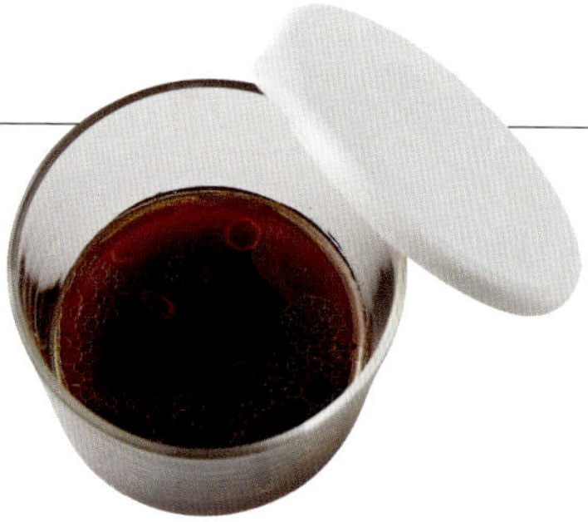

中華だれ

材料

しょうゆ…大さじ2
穀物酢…大さじ1
おろししょうが…小さじ1/2
ごま油…大さじ1/2
輪切り唐辛子…3個

■ 冷蔵7日 / 冷凍2週間

全量 | 糖質 4.4g | 92kcal

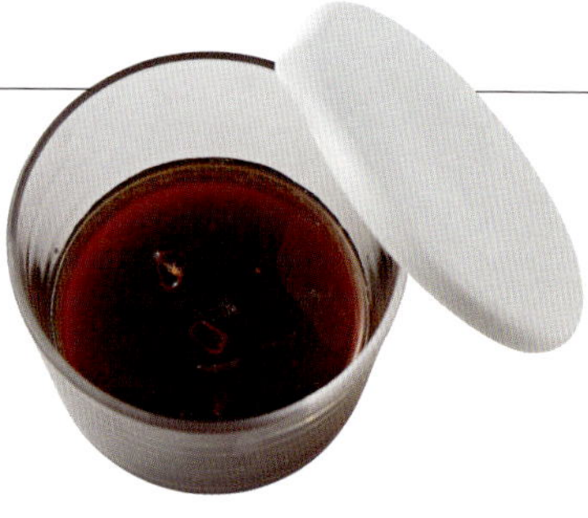

ポン酢

材料

穀物酢…大さじ1
レモン汁…大さじ1
しょうゆ…大さじ2
輪切り唐辛子…3個

■ 冷蔵7日 / 冷凍2週間

全量 | 糖質 5.5g | 40kcal

だいこんおろしにご用心！

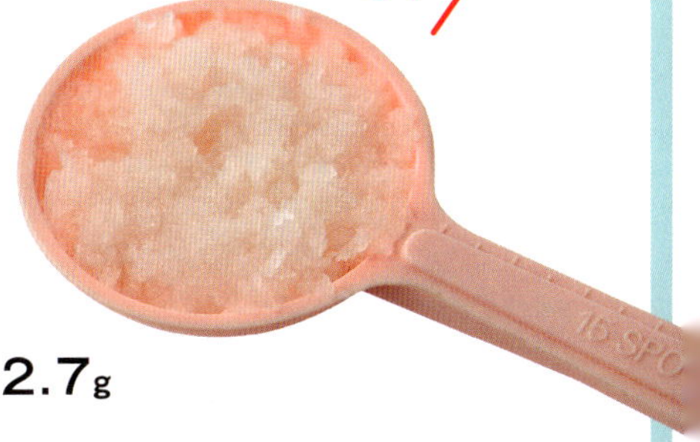

大さじ1で
糖質0.4g！

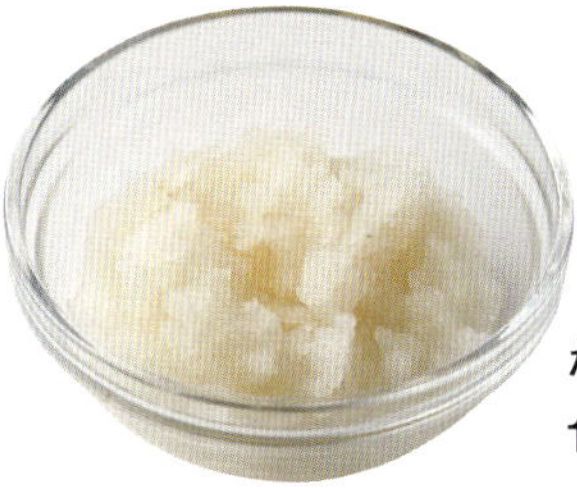

だいこんおろし
100g中の 糖質**2.7**g

チェンジ!!

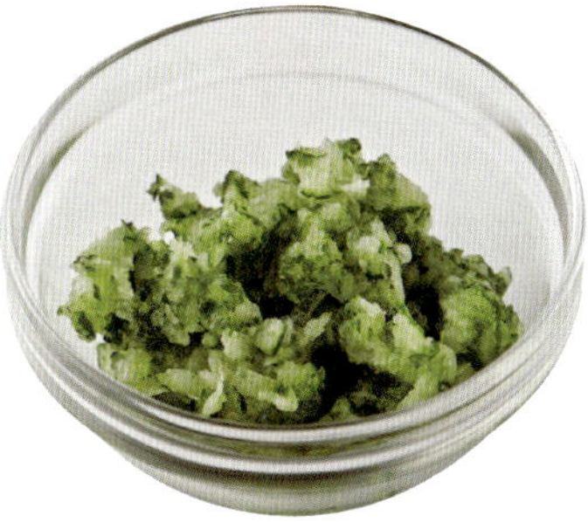

きゅうりおろし
100g中の 糖質**1.9**g

従来のダイエットの考え方と逆転の発想のようなルールの糖質オフダイエット。ＯＫ食材とＮＧ食材も独特で、見るからに太りそうなものが低糖質だったり、その逆もあります。

野菜の糖質量はなかでも盲点で、「ほとんど水分なのでは？」と思うものに意外と糖質が含まれていたりします。

たとえば、だいこんに水分が多いのは正解ですが、葉もの野菜に比べて糖質量が多い注意食材です。だいこんおろしはヘルシーだからと、何にでもかけて大量に食べてしまいがち。しかしだいこんの糖質は１００g中２・７g程度なので、勢いよくおろしたらあっという間に糖質量10gオーバーに！

だいこんおろしを食べたいときには、高級料亭で出てくるきゅうりおろしがおすすめ。きゅうりの糖質量は１００g中１・９gと低く、鮮やかな緑色は、料理をおいしそうに見せてくれます。

〃作りおきドレッシング〃とおかず

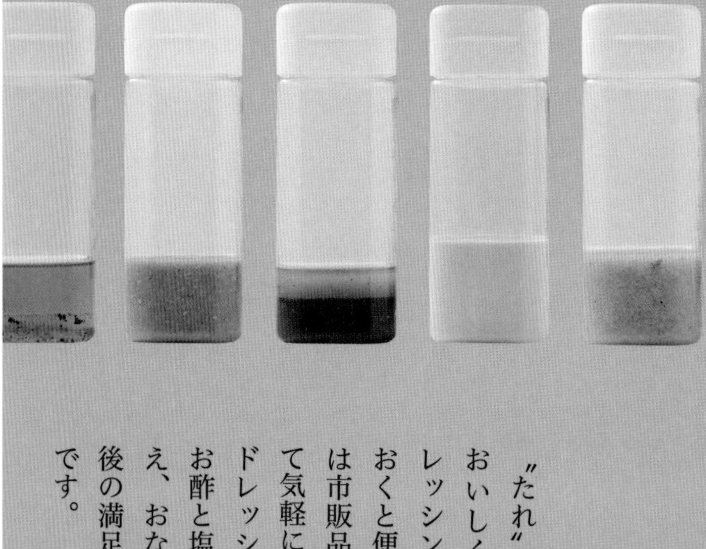

〃たれ〃同様、おなじみ食材をおいしく新鮮にしてくれるドレッシングも、いくつか覚えておくと便利です。ドレッシングは市販品より糖質をセーブできて気軽に使えるのがうれしい点。ドレッシングの基本となる油とお酢と塩は、味にメリハリを与え、おなかも満たす調味料。食後の満足感もアップしやすいのです。

ピンク色で食卓に彩りを

オーロラドレッシング

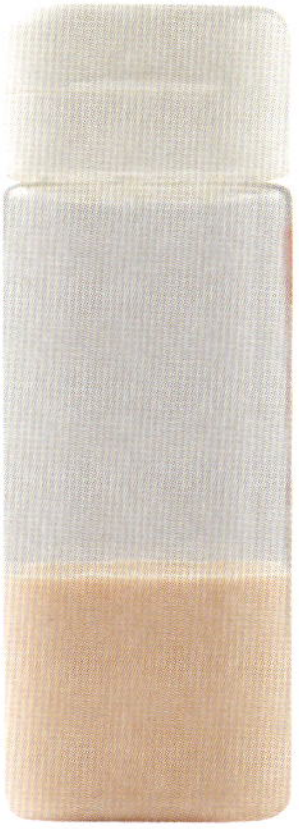

材料

マヨネーズ…大さじ4
無糖ヨーグルト…大さじ2
トマトピューレ…大さじ1
レモン汁…小さじ1

作り方

すべての材料をよく混ぜる。

■ 冷蔵4～5日 / 冷凍不可

全量 | 糖質3.9g | 348kcal

“作りおきドレッシング”のスピードメニュー

ゆで卵とブロッコリーのサラダ

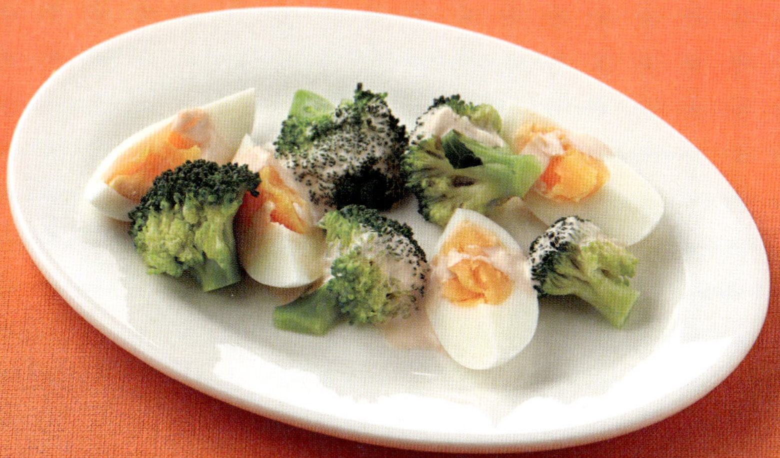

材料（1人分）

ブロッコリー…1/4株
ゆで卵…1個
オーロラドレッシング…大さじ1

作り方

ブロッコリーを小房に分けてさっとゆで、ゆで卵はくし形に切る。ブロッコリーとゆで卵にオーロラドレッシングをかける。

1人分 | 糖質1.3g | 124kcal

チーズのコクとうまみを野菜にオン!

シーザードレッシング

材料

粉チーズ…大さじ3
アンチョビ…3切れ
レモン汁…大さじ1と1/2
おろしにんにく…小さじ1/4
オリーブオイル…大さじ3
こしょう…少々

作り方

1 アンチョビは細かく刻む。
2 すべての材料を合わせて混ぜる。

■ 冷蔵4〜5日 / 冷凍不可

全量 | 糖質 3.0g | 441kcal

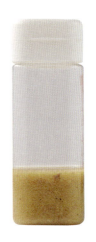

"作りおきドレッシング"のスピードメニュー

シーザーサラダ

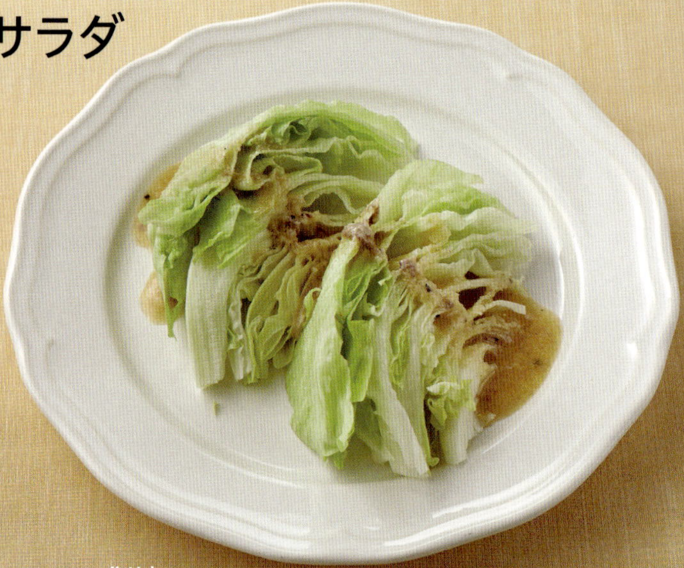

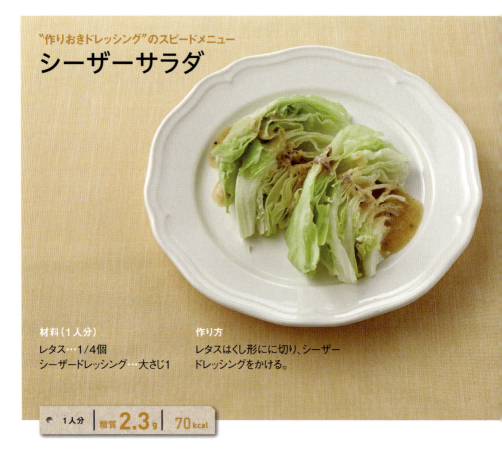

材料(1人分)

レタス…1/4個
シーザードレッシング…大さじ1

作り方

レタスはくし形にに切り、シーザードレッシングをかける。

1人分 | 糖質 2.3g | 70kcal

香ばしさが食欲をそそる

ごまみそドレッシング

材料

みそ…大さじ2
穀物酢…大さじ2
サラダ油…大さじ2
すりごま…大さじ1

作り方

すべての材料を合わせて混ぜる。

■ 冷蔵7日 / 冷凍不可

全量 | 糖質 7.4g | 352kcal

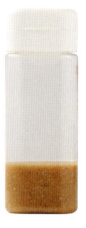

“作りおきドレッシング”のスピードメニュー

きゅうりの和風サラダ

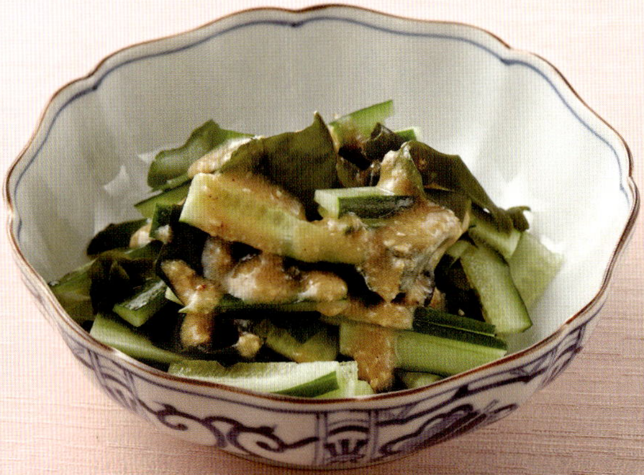

材料（1人分）

きゅうり…1本
乾燥わかめ…小さじ山盛り1
ごまみそドレッシング…大さじ1

作り方

短冊切りにしたきゅうり、水につけて戻した乾燥わかめをさっと混ぜ、ごまみそドレッシングをかける。

1人分 | 糖質 3.7g | 76kcal

基本の和風ドレッシング！

しょうゆドレッシング

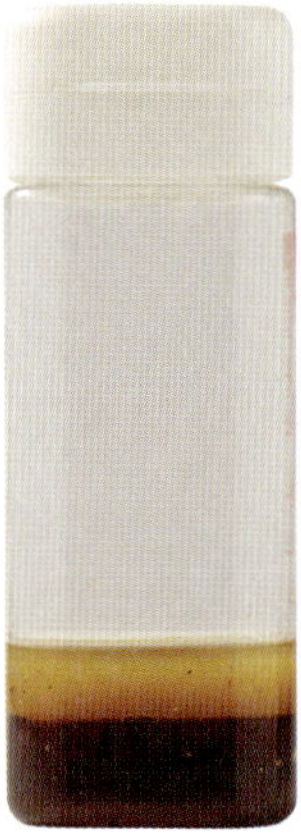

材料

しょうゆ…大さじ1
穀物酢…大さじ2
塩…ひとつまみ
こしょう…少々
オリーブオイル…大さじ2

作り方

しょうゆ、穀物酢、塩、こしょうを合わせて混ぜ、最後にオリーブオイルを加えてよく混ぜる。

■ 冷蔵7日 / 冷凍不可

全量 | 糖質 2.6g | 260kcal

"作りおきドレッシング"のスピードメニュー

だいこんとしらすの和え物

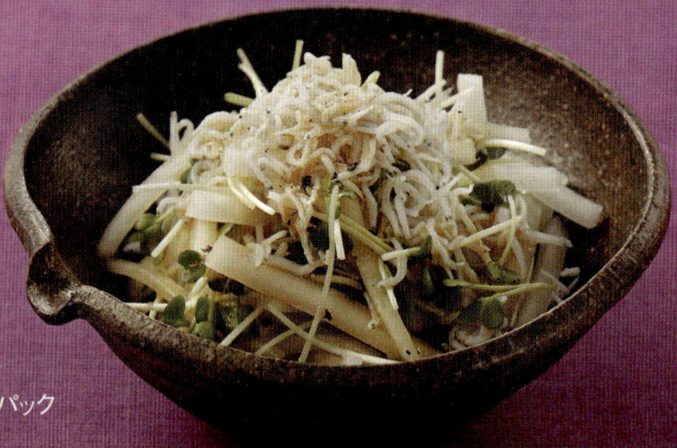

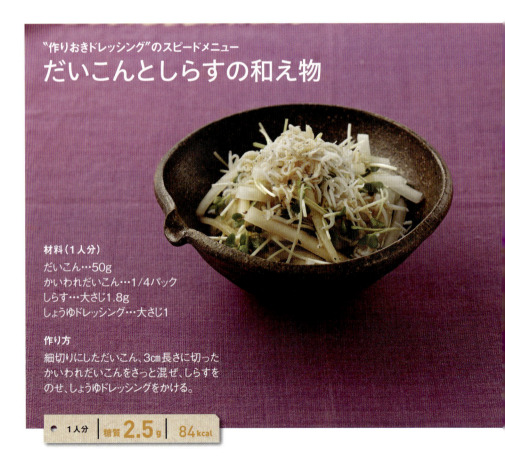

材料（1人分）

だいこん…50g
かいわれだいこん…1/4パック
しらす…大さじ1.8g
しょうゆドレッシング…大さじ1

作り方

細切りにしただいこん、3cm長さに切ったかいわれだいこんをさっと混ぜ、しらすをのせ、しょうゆドレッシングをかける。

1人分 | 糖質 2.5g | 84kcal

基本の洋風ドレッシング

フレンチドレッシング

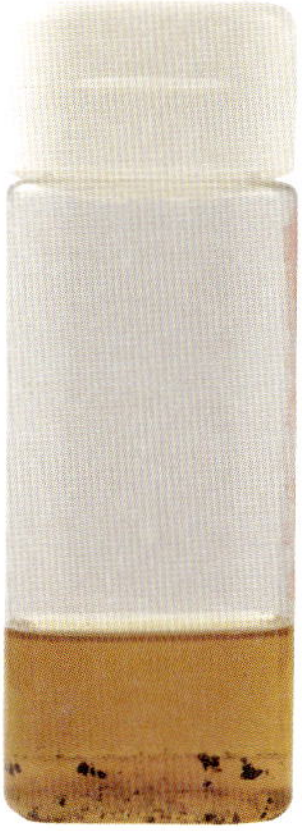

材料

穀物酢…大さじ2
塩…小さじ1/3
こしょう…少々
オリーブオイル…大さじ4

作り方

穀物酢、塩、こしょうを合わせて混ぜ、最後にオリーブオイルを加えて混ぜる。

■ 冷蔵7日 / 冷凍不可

全量 | 糖質 1.1g | 451kcal

“作りおきドレッシング”のスピードメニュー

トマトとベビーリーフのサラダ

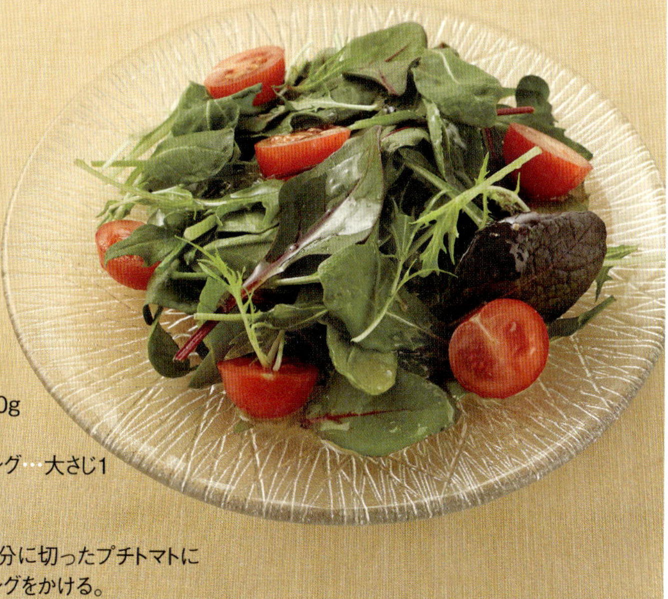

材料（1人分）

ベビーリーフ…30g
プチトマト…3個
フレンチドレッシング…大さじ1

作り方

ベビーリーフと半分に切ったプチトマトにフレンチドレッシングをかける。

1人分 | 糖質 0.3g | 89kcal

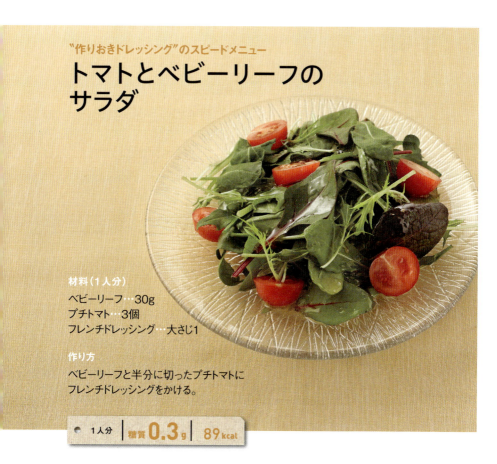

包丁を使わずにできる
スピードレシピ

**キッチンばさみで切ったり和えるだけですぐできるような
お助けレシピ・糖質オフ版です。**

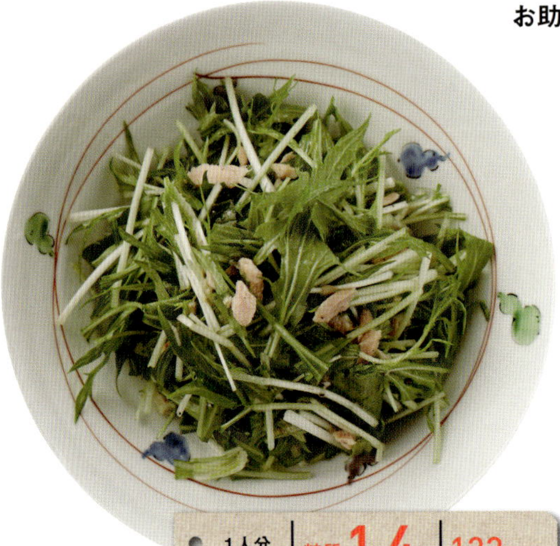

1人分 | 糖質 1.4 g | 133 kcal

水菜とツナのサラダ

材料（1食分）

水菜…1/3束
ツナ…1/2缶
A | 塩…ひとつまみ
こしょう…少々
オリーブオイル…小さじ1
穀物酢…小さじ1

作り方

1 水菜を3cm長さに切り、ツナ、Aを加えて混ぜる。

さばの水煮とかいわれだいこん和え

材料（1食分）

さば水煮…1/2缶
かいわれだいこん…1/3パック
大葉…2枚
しょうゆ…小さじ1/2

作り方

1 さばの水煮はざっとほぐし、3cm長さに切ったかいわれだいこん、ちぎった大葉をのせ、しょうゆをかける。

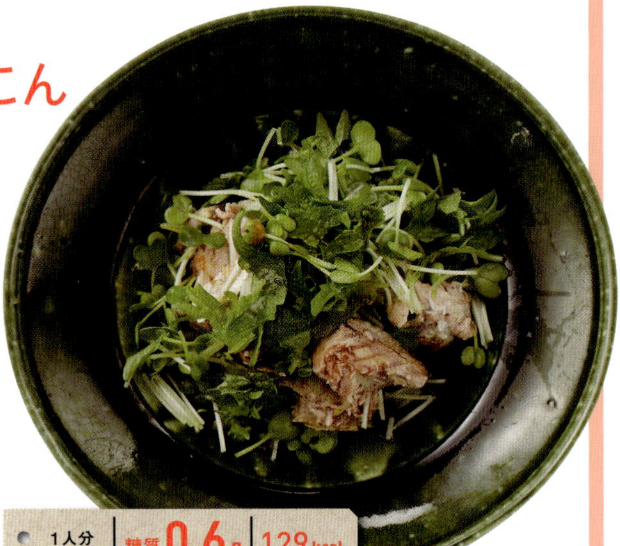

1人分 | 糖質 0.6 g | 129 kcal

アボカド納豆

材料（1食分）

アボカド…1/2個
納豆…1パック
しょうゆ…小さじ1/2
のり…全型の1/4

作り方

1 納豆にしょうゆを加えて混ぜ、スプーンでくり抜いたアボカドを加えて和える。のりをちぎって散らす。

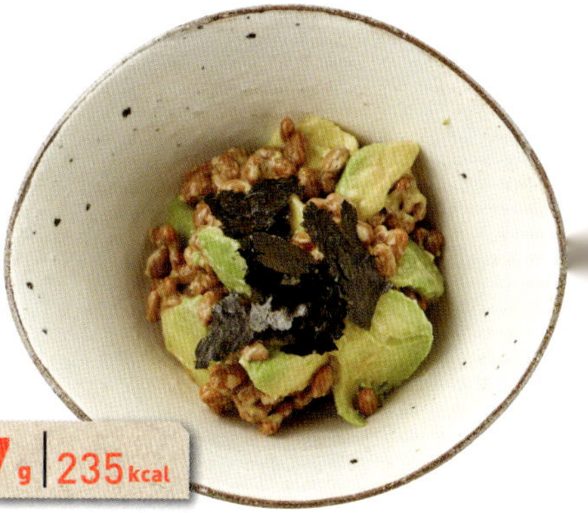

1人分 | 糖質 3.7 g | 235 kcal

かんたんスープ麺

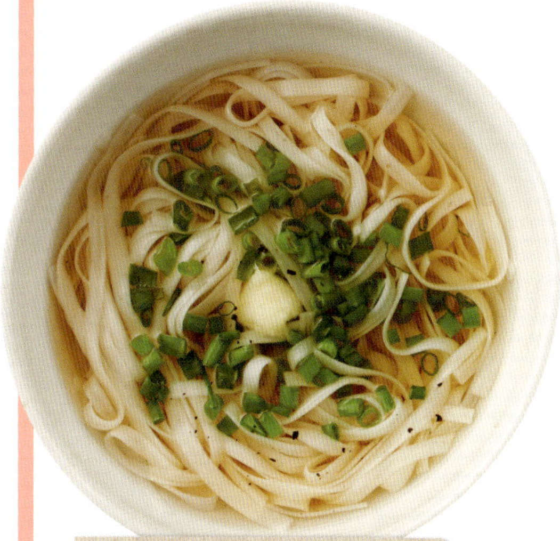

1人分 | 糖質 0.5 g | 21 kcal

材料（1食分）

糖質0g麺…1/2袋
A | 鶏ガラスープの素…小さじ1/4
塩…ひとつまみ
しょうゆ…小さじ1/2
万能ねぎ…小さじ1
おろししょうが…小さじ1/4
湯…150ml

作り方

1 器に水で洗った糖質0g麺を入れ、湯（分量外）を注ぎ入れて温め、ざるに上げて水気を切り、麺は器に戻し入れる。
2 器にAを入れ、湯を注いで混ぜ、小口切りにした万能ねぎとおろししょうがをのせる。

わかめサラダ

材料（1食分）

乾燥わかめ…5g
セロリの葉…5g
ごま油…小さじ1
しょうゆ…小さじ1/4

作り方

1 乾燥わかめは水につけて戻し、セロリの葉をちぎってのせる。
2 熱したごま油をかけて、しょうゆをまわしかける。

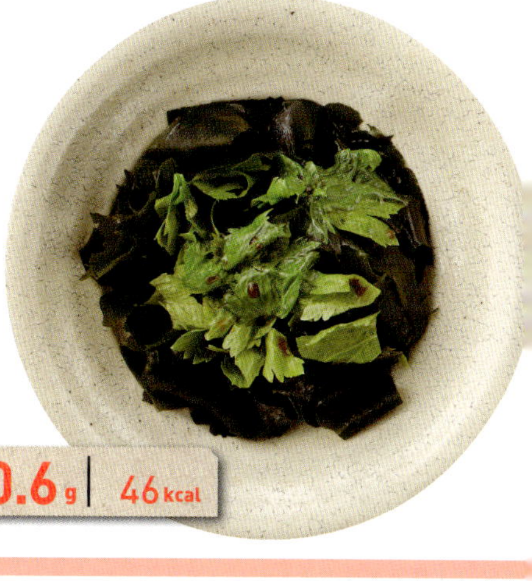

1人分 | 糖質 0.6 g | 46 kcal

包丁を使わずにできる
スピードレシピ

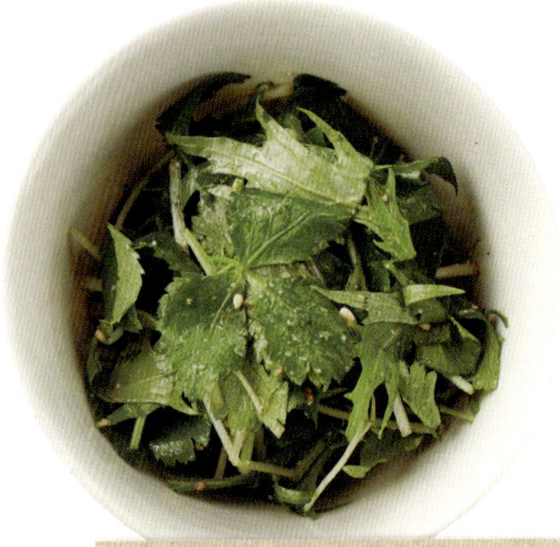

糸みつばのナムル

材料（1食分）

糸みつば…1/2束
水菜…1/8束
A しょうゆ…小さじ1/2
　穀物酢…小さじ1/2
　すりごま…小さじ1

作り方

1 糸みつば、水菜は3cm長さに切り、Aをかけて混ぜる。

1人分 | 糖質 1.2g | 30kcal

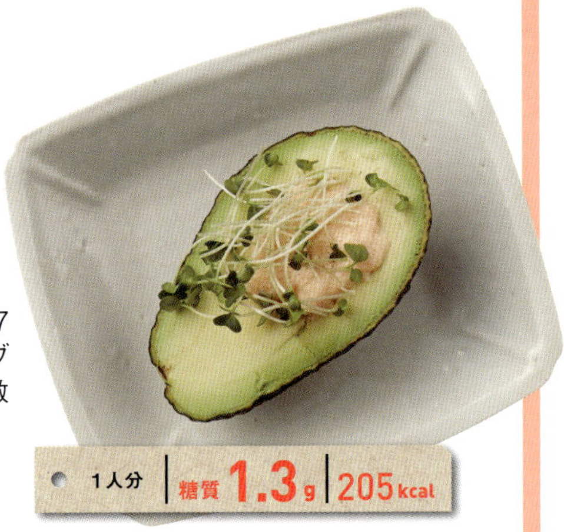

アボ明太マヨ

材料（1食分）

アボカド…1/2個
明太マヨ
　…大さじ1と1/2
ブロッコリースプラウト
　…少々

作り方

1 アボカドに明太マヨ（107ページ参照）をのせる。ブロッコリースプラウトを散らし、混ぜながら食べる。

1人分 | 糖質 1.3g | 205kcal

1人分 | 糖質 2.0g | 96kcal

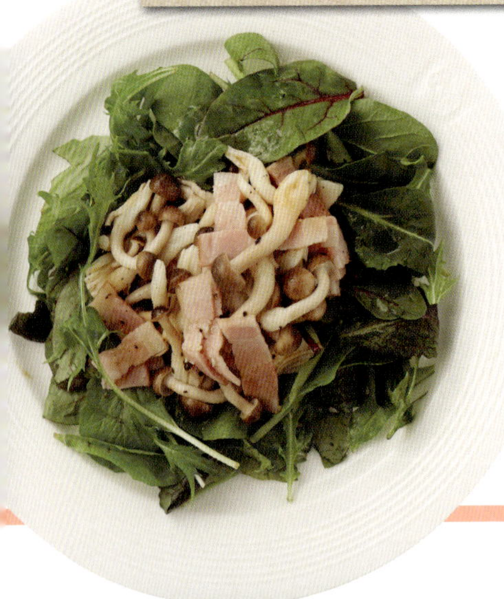

ベビーリーフのホットサラダ

材料（1食分）

ベビーリーフ…1/2パック
しめじ…1/2パック
ベーコン…1枚
オリーブオイル…小さじ1
塩…ひとつまみ
穀物酢…小さじ1
しょうゆ…少々
こしょう…少々

作り方

1 電子レンジ対応の容器に、いしづきをとり小房に分けたしめじ、1cm幅に切ったベーコンを入れ、オリーブオイル、塩をふって混ぜ、ラップをして電子レンジ（600w）で2分加熱する。
2 ベビーリーフに1をのせる。穀物酢、しょうゆをかけ、こしょうをふる。

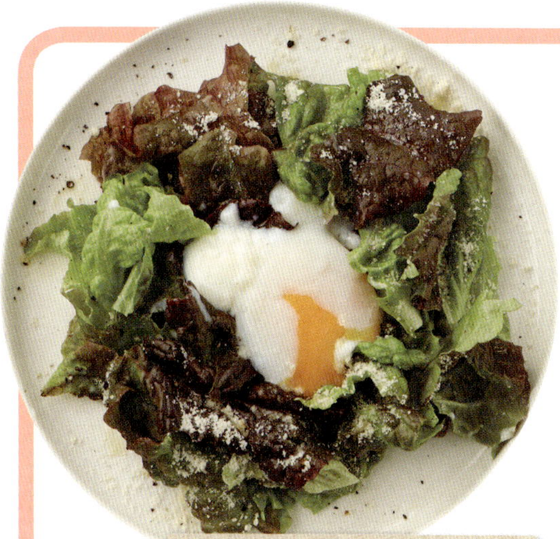

1人分 | 糖質 1.0g | 137kcal

温玉サラダ

材料（1食分）

サニーレタス…3枚
温泉卵…1個

A
- 粉チーズ…小さじ2
- オリーブオイル…小さじ1
- レモン汁…小さじ1
- 塩、こしょう…各少々

作り方

1 サニーレタスは一口大にちぎりAをかけ、全体を混ぜ、温泉卵をのせる。温泉卵を崩しながら食べる。

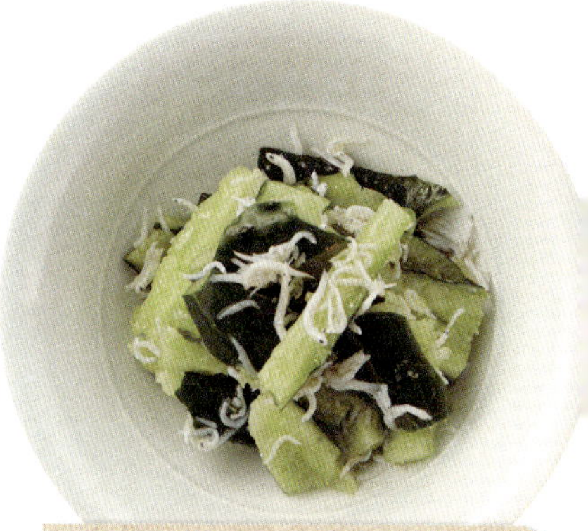

1人分 | 糖質 1.9g | 60kcal

しらすきゅうり

材料（1食分）

きゅうり…1本
しらす…大さじ1
ごま油…小さじ1
塩…ひとつまみ

作り方

1 きゅうりはまな板の上に置き、両手で体重をかけてつぶし、食べやすい長さに割る。

2 きゅうりにしらす、ごま油を加えて混ぜる。

1人分 | 糖質 0.8g | 240kcal

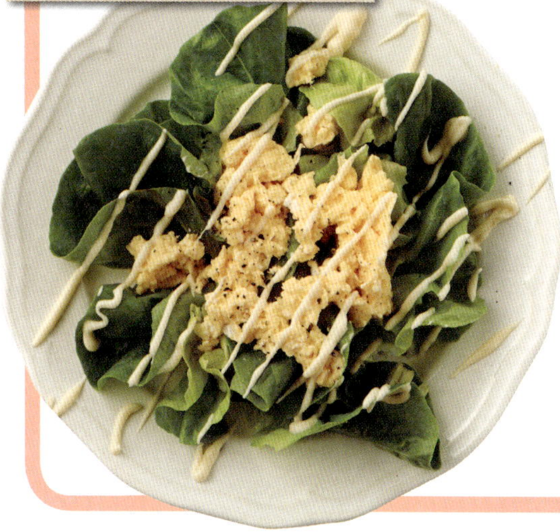

スクランブルエッグサラダ

材料（1食分）

サラダ菜…1/2個
卵…1個
マヨネーズ…大さじ1/2（卵液に混ぜる分）
マヨネーズ…大さじ1と1/2
こしょう…少々

作り方

1 割りほぐした卵にマヨネーズを加えて混ぜ、スクランブルエッグを作る。葉をばらしたサラダ菜にのせ、マヨネーズをかけ、こしょうをふる。

よく食べるものの糖質量リスト

（2016年7月 高雄病院提供）

**ふだんよく食べる食材の100gあたりの糖質量を少ないものから順に並べています。
また、およそ1食分の重量（＝常用量）とその糖質量、
熱量、そして目安も併記しました。毎日の献立に役立ててください。**

＊表中の「小」は小さじ（小1＝5ml）、「大」は大さじ（大1＝15ml）、「C」はカップ（1C＝200ml）です。

食品名	100g当たり 糖質量 (g)	常用量 (g)	糖質量 (g)	熱量 (kcal)	目安	備考
ごはん・もち・パン・めん						
うどん（ゆで）	20.8	250	52	263	1玉	
そば（ゆで）	24	170	40.8	224	1玉	小麦粉65%
玄米ごはん	34.2	150	51.3	248	1膳	
胚芽玄米ごはん	35.6	150	53.4	251	1膳	
中華麺（蒸し）	36.5	170	62.1	337	1玉	
精白米ごはん	36.8	150	55.2	252	1膳	
食パン	44.4	60	26.6	158	6枚切り1枚	1斤＝約360～400g
ナン	45.6	80	36.5	210	1個	
ライ麦パン	47.1	30	14.1	79	厚さ1cm1枚	ライ麦50%
もち	50.3	50	25.2	117	切りもち1個	
中華麺（生）	53.6	130	69.7	365	1玉	ゆでて230g
フランスパン	54.8	30	16.4	84	1切れ	1本＝250g
そうめん	70.2	50	35.1	178	1束	
スパゲッティ（乾）	71.2	80	57.0	303	1人分	
粉・粉製品						
麩	53.2	5	2.7	19	小町麩12個	
しゅうまいの皮	56.7	3	1.7	9	1枚	
パン粉（乾）	59.4	3	1.8	11	フライ用衣	小1＝1g、大1＝3g、1C＝40g
そば粉（全層粉）	65.3	50	32.7	181	1C＝120g	

食品名	100g当たり 糖質量 (g)	常用量 (g)	糖質量 (g)	熱量 (kcal)	目安	備考
小麦粉(薄力粉)	73.3	9	6.6	33	大1	小1=3g、1C=110g
白玉粉	79.5	9	7.2	33	大1	1C=120g
いも・でんぷん類						
こんにゃく	0.1	50	0.1	3	おでん1食分	1枚=約250g
さといも	10.8	50	5.4	29	中1個=約60g	廃棄率15%
長いも	12.9	50	6.5	33	1/9本	廃棄率10% 1本=500g
じゃがいも	16.3	60	9.8	46	1/2個	廃棄率10% 1個=約130~150g
やまといも	24.6	50	12.3	62		廃棄率10%
フライドポテト	29.3	50	14.7	119		
さつまいも	30.3	60	18.2	84	1/3~1/4個	廃棄率2% 1個=約250g
片栗粉(じゃがいもでんぷん)	81.6	3	2.4	10	小1=3g	大1=9g、1C=130g
春雨	85.4	10	8.5	35	あえもの1食分	
くずきり(乾)	86.8	15	13	53	鍋1食分	
豆・大豆製品						
油揚げ	0	30	0	123	1枚	
生揚げ(厚揚げ)	0.2	135	0.3	203	大1個	
木綿豆腐	1.2	135	1.6	97	1/2丁	1丁=270g
高野豆腐	1.7	20	0.3	107	1個	
大豆	1.8	50	0.9	88		
おから	2.3	40	0.9	44	卯の花1人分	
豆乳(無調整)	2.9	210	6.1	97	1本	1C=210g
糸引き納豆	5.4	50	2.7	100	1パック	
小豆(乾)	40.9	10	4.1	34		1C=160g
種実類						
くるみ(いり)	4.2	6	0.3	40	1個	1個=約6g
ごま(いり)	5.9	3	0.2	18	小1	
マカダミアナッツ(いり・味つき)	6	50	3	360		
アーモンド(フライ・味つき)	10.4	50	5.2	303	35粒	10粒=約15g
アーモンド(乾)	10.8	50	5.4	294	35粒	10粒=約15g
バターピーナッツ	11.3	40	4.5	237	40粒	
カシューナッツ(フライ・味つき)	20.0	30	6	173	20粒	10粒=約15g

食品名	100g当たり 糖質量 (g)	常用量 (g)	糖質量 (g)	熱 量 (kcal)	目 安	備 考
くり(生)	32.7	20	6.5	33	1個	廃棄率30% 殻付き1個=約30g
ぎんなん(生)	33.2	15	5.0	26	10粒	廃棄率25% 殻付1個=2g
野菜類						
豆もやし	0	40	0	15	つけ合わせ1食分	
ほうれん草	0.3	80	0.2	16	おひたし1食分	廃棄率10%
小松菜	0.5	100	0.4	12	おひたし1食分	
糸みつば	0.6	7	0.1	1	5本	1本=1g
春菊	0.7	15	0.1	3	1本	
チンゲン菜	0.8	100	0.8	9	1株	廃棄率15% 1株=120g
ブロッコリー	0.8	50	0.4	17	つけ合わせ1食分	廃棄率50% 1株=300g
サラダ菜	0.9	20	0.2	3	つけ合わせ1食分	
ゴーヤー	1.3	60	0.8	10	1/2本	廃棄率15% 1本=130g
にら	1.3	100	1.3	21	1束	
もやし	1.3	40	0.5	6	つけ合わせ1食分	
かいわれだいこん	1.4	5	0.1	1	1食分	
ズッキーニ	1.5	100	1.5	14	1/2本	1本=210g
オクラ	1.6	20	0.3	6	2本	廃棄率15% 1本=15g
レタス	1.7	20	0.3	2	つけ合わせ1食分	
きゅうり	1.9	50	1.0	7	1/2本	中1本=100g
白菜	1.9	100	1.9	14	葉中1枚	
アスパラガス	2.1	30	0.6	7	太1本	
セロリ	2.1	50	1.1	8	1/2本	廃棄率35% 1本=150g
ゆでたけのこ	2.2	50	1.1	15	煮もの1食分	
カリフラワー	2.3	80	1.8	22	サラダ1食分	廃棄率50% 1個=350～500g
だいこん	2.7	50	1.4	9	大根おろし1食分	
ピーマン	2.8	25	0.7	6	1個	廃棄率15% 1個=30g
なす	2.9	80	2.3	18	煮もの1食分	廃棄率10% 1本=90g
かぶ(根)	3.1	50	1.6	10	小1個分	廃棄率9% 中1個=60g
万能ねぎ	3.3	5	0.2	2	薬味1食分	
キャベツ	3.4	50	1.7	12	中葉1枚	廃棄率15% 中1個=約1kg
トマト	3.7	150	5.6	29	中1個	

食品名	100g当たり糖質量(g)	常用量(g)	糖質量(g)	熱量(kcal)	目安	備考
枝豆	3.8	50	1.9	68	1食分	廃棄率45% さや付=90g
さやえんどう(絹さや)	4.5	20	0.9	7	つけ合わせ(1食分)	廃棄率9% 1さや=3g
長ねぎ	5.0	50	2.9	17	煮もの1食分	廃棄率40% 1本=150g
パプリカ(赤ピーマン)	5.6	70	3.9	21	1/2個	廃棄率10% 1個=150g
ミニトマト	5.8	50	3.0	15	5個	
にんじん	6.5	30	2.0	12	煮もの1食分	中1本=150g
たまねぎ	7.2	100	7.2	37	煮もの1食分	中1個=200g
ごぼう	9.7	60	5.8	39	1/3本	廃棄率10% 中1本=200g
れんこん	13.5	30	4.1	20	煮もの1食分	廃棄率20% 1節=250g
とうもろこし	13.8	90	12.4	83	1/2本	廃棄率50% 1本=350g
かぼちゃ	17.1	50	8.6	46	5cm角1個	廃棄率10% 1個=1〜1.5kg
つけもの						
ザーサイ(つけもの)	0	10	0	2	小皿1皿	
野沢菜漬け	2.3	20	0.5	5	小皿1皿	
キムチ	5.2	20	1.0	9	小皿1皿	
たくあん	11.7	20	2.3	13	2切れ	
梅干し(調味漬け)	18.6	10	1.9	10	1個	
くだもの類						
アボカド	0.9	80	0.7	150	1/2個	廃棄率30% 1個=230g
いちご	7.1	75	5.3	26	5粒	1粒=15g
レモン果汁	8.6	5	0.4	1	小1	大1=15g
グレープフルーツ	9.0	160	14.4	61	1/2個	廃棄率30% 1個=450g
すいか	9.2	180	16.6	67	1/16個	廃棄率40% 1個=約5kg
メロン	9.8	100	9.8	42	1/4個	廃棄率50% 1個=約800g
梨	10.4	120	12.5	52	中1/2個	廃棄率15% 1個=280g
うんしゅうみかん	11.0	70	7.7	32	1個	廃棄率20% 1個=90g
キウィフルーツ	11.0	120	13.2	64	1個	廃棄率15% 1個=150g
パイナップル	11.9	180	21.4	92	1/6個	廃棄率45% 1個=2kg
りんご	14.1	100	14.1	57	1/2個	廃棄率15% 1個=250g
柿	14.3	100	14.3	60	1/2個	廃棄率9% 1個=220g
ぶどう	15.2	45	6.8	27	1/2房	廃棄率15% 1房=110g

食品名	100g当たり 糖質量 (g)	常用量 (g)	糖質量 (g)	熱量 (kcal)	目安	備考
バナナ	21.4	100	21.4	86	1本	廃棄率40% 1本=160g
きのこ類						
マッシュルーム	0.1	15	0	2	1個	
まいたけ	0.9	20	0.2	3	汁もの1食分	
しめじ	0.9	20	0.2	2	汁もの1食分	
生しいたけ	1.5	14	0.2	3	1枚	1枚=15g
なめこ	1.9	10	0.2	2	汁もの1食分	
エリンギ	2.6	20	0.5	4	1本	
えのき	3.7	20	0.7	4	汁もの1食分	
きくらげ(乾)	13.7	1	0.1	2	1個	
海藻類						
ところてん	0	50	0	1	1食分	
もずく	0	50	0	2	1食分	
カットわかめ	6.2	2	0.1	3	酢のもの1食分	
ひじき	6.6	10	0.7	15	煮もの1食分	
焼きのり	8.3	3	0.2	6	1枚	
味つけのり	16.6	3	0.5	11	1束	
とろろ昆布	22	2	0.4	2	1食分	
乳製品						
カマンベールチーズ	0.9	20	0.2	62	1切れ	
プロセスチーズ	1.3	20	0.3	68	角チーズ厚さ1cm	
コーヒーホワイトナー(液状)	1.8	5	0.1	12	1個	植物性脂肪
クリームチーズ	2.3	20	0.5	69	1切れ	
生クリーム(植物性脂肪)	2.9	100	2.9	392	1/2パック	
生クリーム(乳脂肪)	3.1	100	3.1	433	1/2パック	
牛乳	4.8	210	10.1	141	1本	小1=5g、大1=15g、1C=210g
ヨーグルト(全脂無糖)	4.9	100	4.9	62	1食分	
低脂肪乳	5.5	210	11.6	97	1本	小1=5g、大1=15g、1C=210g
調味料						
マヨネーズ(卵黄型)	1.7	12	0.2	80	大1	小1=4g
穀物酢	2.4	5	0.1	1	小1	大1=15g

食品名	100g当たり 糖質量 (g)	常用量 (g)	糖質量 (g)	熱 量 (kcal)	目 安	備 考
豆板醤	3.6	10	0.4	6	大1/2	
マヨネーズ(全卵型)	4.5	12	0.5	84	大1	小1=4g
米酢	7.4	5	0.4	2	小1	大1=15g
めんつゆストレート	8.7	100	8.7	44	1食分	
サウザンアイランドドレッシング	8.9	15	1.3	62	大1	小1=5g
しょうゆ(濃口)	10.1	6	0.6	4	小1	大1=18g
たまりじょうゆ	15.9	6	1	7	小1	大1=18g
ノンオイル和風ドレッシング	15.9	15	2.4	12	大1	小1=5g
辛口みそ(赤色)	17	18	3.1	33	大1	
オイスターソース	18.1	6	1.1	6	小1	小1=6g、大1=18g
トマトケチャップ	25.6	5	1.3	6	小1	大1=15g
ソース(中濃)	29.8	6	1.8	8	小1	大1=18g
甘みそ	32.3	18	5.8	39	大1	
カレールゥ	41	25	10.3	128	1人前	
固形コンソメ	41.8	5	2.1	12	1食分使用量	
みりん	43.2	6	2.6	14	小1	大1=18g
上白糖	99.2	2	3	384	小1	大1=9g
肉類						
鶏肉手羽皮つき	0	100	0	195		
鶏肉胸皮つき	0	100	0	244		
鶏肉胸皮なし	0	100	0	121		
鶏肉もも皮つき	0	100	0	253		
鶏肉もも皮なし	0	100	0	138		
鶏ささみ	0	100	0	114		
鶏ひき肉	0	100	0	186		
鶏砂肝	0	50	0	47	2個	
牛バラ脂身つき	0.1	100	0.1	517		
豚ひき肉	0.1	100	0.1	236		
豚肩ロース脂身つき	0.1	100	0.1	253		
豚肩ロース赤肉	0.1	100	0.1	157		
豚バラ脂身つき	0.1	100	0.1	395		

食品名	100g当たり 糖質量 (g)	常用量 (g)	糖質量 (g)	熱 量 (kcal)	目 安	備 考
牛肩ロース脂身つき	0.2	100	0.2	411		
牛肩ロース赤肉	0.2	100	0.2	316		
牛舌(タン)	0.2	50	0.1	178		
豚肩脂身つき	0.2	100	0.2	216		
豚肩赤肉	0.2	100	0.2	125		
豚もも赤肉	0.2	100	0.2	128		
豚ヒレ赤肉	0.3	100	0.3	130		
ベーコン	0.3	20	0.1	81	1切れ	
牛ひき肉	0.3	100	0.3	272		
牛もも赤肉	0.6	100	0.6	193		
鶏肝臓(レバー)	0.6	50	0.3	56		
ローストビーフ	0.9	50	0.5	98	2〜3枚	
ロースハム	1.3	20	0.3	39	1枚	
コンビーフ缶	1.7	50	0.9	102	1/2缶	
豚肝臓(レバー)	2.5	50	1.3	64		
ウインナー	3	20	0.6	64	1本	
牛肝臓(レバー)	3.7	50	1.9	66		
焼豚	5.1	30	1.5	52	3枚	
卵類						
ピータン	0	68	0	146	1個	廃棄率15% 殻つき1個=80g
鶏卵	0.3	50	0.2	76	1個	廃棄率15% 1個=60g
うずら卵	0.3	10	0	18	1個	廃棄率15% 1個=12g
魚介類						
車えび	0	30	0	29	1尾	廃棄率55% 大1尾=70g
くらげ(塩蔵・塩抜き)	0	20	0	4	あえもの1食分	
あじ	0.1	70	0.1	88	1切れ	廃棄率55% 1尾=150g
あじ(開き干し)	0.1	65	0.1	109	1枚	廃棄率35% 1枚=100g
かつお	0.1	60	0.1	68	刺し身5切れ	
塩鮭	0.1	100	0.1	199	1切れ	
スモークサーモン	0.1	20	0	32	1枚	
さんま	0.1	85	0.1	252	1尾	廃棄率35% 1尾=130g

食品名	100g当たり 糖質量 (g)	常用量 (g)	糖質量 (g)	熱量 (kcal)	目安	備考
たい	0.1	100	0.1	142	1切れ	
まぐろ	0.1	60	0.1	211	刺し身5切れ	
まぐろ油漬け	0.1	50	0.1	134	サラダ1食分	
ゆでだこ	0.1	100	0.1	99	足1本	
さば缶詰（水煮）	0.2	50	0.1	95	サラダ1食分	
ちりめん（微乾燥）	0.2	50	0.1	57	1C弱	
するめいか	0.2	225	0.2	187	1ぱい	廃棄率30% 1ぱい=320g
いくら	0.2	17	0	46	大1	
たらばがに（ゆで）	0.3	80	0.2	64	脚4本200g	廃棄率60%
いわし	0.3	65	0.2	88	1尾	廃棄率35% 1尾=100g（20cm）
ぶり	0.3	100	0.3	257	1切れ	
さば（ノルウェー）	0.4	100	0.4	326	1切れ	
あさり	0.4	60	0.2	18	殻つき150g	廃棄率60%
たらこ	0.4	45	0.2	63	1腹	
ほたて貝柱	3.5	25	0.9	22	正味1個	
練り製品						
かに風味かまぼこ	9.2	20	1.8	18	1本	
はんぺん	11.4	25	2.9	24	1/4枚	大1枚=100g
魚肉ソーセージ	12.6	40	5.0	64	1/2本	1本=75g
焼きちくわ	13.5	20	2.7	24	1/4本	1本=90g
さつま揚げ	13.9	40	5.6	56	1/2枚	1枚=75g
酒類						
焼酎乙類	0	180	0	263	1合（180ml）	本格焼酎
ジン	0.1	30	0	85	1杯	
ラム	0.1	30	0	72	1杯	
ワイン（赤）	1.5	100	1.5	73	ワイングラス1杯	1本=720ml
ワイン（白）	2.0	100	2.0	73	ワイングラス1杯	1本=720ml
ビール	3.1	353	10.9	141	1缶=350ml （100ml=100.8g）	
発泡酒	3.6	353	12.7	159	1缶=350ml （100ml=100.9g）	
紹興酒	5.1	50	2.6	64	1杯	
梅酒	20.7	30	6.2	47	1杯	

一般財団法人高雄病院 理事長・医師

江部康二（えべ・こうじ）

1950年、京都府生まれ。1974年、京都大学医学部卒業。1999年、高雄病院に糖質制限食を導入し、2001年から本格的に取り組む。これにより、自身の糖尿病も克服。3000を超える症例から肥満・メタボリックシンドローム・糖尿病などに対する糖質制限食の効果を証明。2013年に一般社団法人 日本糖質制限医療推進協会を設立し、糖質制限の普及に尽力している。『増補新版 食品別糖質量ハンドブック』（洋泉社）、『人類最強の「糖質制限」論』（SB新書）など著書・監修書多数。

料理研究家・フードコーディネーター

高階多美（たかしな・かずみ）

青山学院大学文学部英米文学科卒業。日本テレビ『3分クッキング』のアシスタントを務めたのち渡米。ニューヨーク「ニュースクール」にてシェフ養成カリキュラムで、フランス料理をはじめ各国料理を学ぶ。帰国後、自身の料理スタジオ「カリナリースタジオ」を開く。『栄養と料理』『3分クッキング』などの料理雑誌や、日本テレビ『世界一受けたい授業』『ザ！鉄腕！DASH!!』『メレンゲの気持ち』など多数のテレビ番組のフードコーディネートで活躍。その傍ら少人数制の料理教室も主宰している。『スゴ技！炊飯器で魔法のクッキング決定版』（宝島社）などの料理を担当。

Staff

写真	赤石 仁
スタイリング	林 めぐみ
栄養計算	大越郷子
構成	黒川ともこ
文	白木裕香
編集	中村直子（宝島社）
	新本梨香（宝島社）
	浅郷浩子
イラスト	寺井さおり
デザイン	松崎 理（yd）
	福田明日実（yd）
DTP	POPGROUP
協力	無印良品（良品計画）

やせぐせがつく 糖質オフの作りおき

2017 年 3 月 27 日　第1刷発行
2021 年 4 月 20 日　第3刷発行

著者　江部康二
料理　高階多美
発行人　蓮見清一
発行所　株式会社宝島社
〒102-8388
東京都千代田区一番町25番地
営業 03-3234-4621
編集 03-3239-0927
https://tkj.jp

印刷・製本　日経印刷株式会社

ISBN 978-4-8002-6901-0